DES TUBERCULIDES

ET PARTICULIÈREMENT

DE LA FORME FOLLICLIS

PAR

Le Dr Marius FRINGUET

DE LA FACULTÉ DE MÉDECINE DE PARIS
LICENCIÉ ES SCIENCES PHYSIQUES

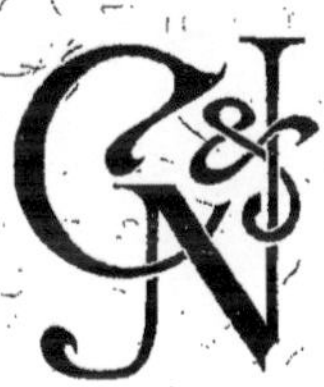

PARIS

GEORGES CARRÉ ET C. NAUD, ÉDITEURS

3, RUE RACINE, 3

—

1898

DES TUBERCULIDES

ET PARTICULIÈREMENT

DE LA FORME FOLLICLIS

PAR

Le Dr Marius FRINGUET

DE LA FACULTÉ DE MÉDECINE DE PARIS
LICENCIÉ ES SCIENCES PHYSIQUES

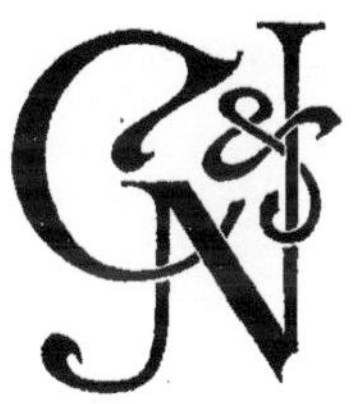

PARIS

GEORGES CARRÉ ET C. NAUD, EDITEURS

3, RUE RACINE, 3

—

1898

A LA MÉMOIRE DE MA MÈRE

A LA MÉMOIRE DE MON FRÈRE

A MES GRANDS PARENTS

A MON PÈRE

A MA SŒUR

A MES PARENTS

A MES AMIS

A MES MAITRES DE L'ECOLE DE NANTES

A MON AMI

LE DOCTEUR HENRI MALHERBE

A MON PRÉSIDENT DE THÈSE

M. LE DOCTEUR DEBOVE

MEMBRE DE L'ACADÉMIE DE MÉDECINE
MÉDECIN DES HOPITAUX
OFFICIER DE LA LÉGION D'HONNEUR

INTRODUCTION

Travaillant l'année dernière avec mon excellent ami le
Dr Henri Malherbe, et dans le laboratoire de M. le Pr Malherbe, directeur de l'École de médecine de Nantes, nous
avons eu l'occasion de voir plusieurs malades atteints de
l'affection désignée sous le nom de « folliclis ». Comme
cette maladie n'est pas entièrement connue, surtout quant
à sa pathogénie ; comme le nombre des observations
publiées n'est pas très considérable, nous avons cru bon
d'essayer quelques expériences bactériologiques et quelques
travaux histologiques pour apporter notre modeste con-
tribution aux cas déjà étudiés.

Voici le plan que nous avons adopté pour l'exposition
de notre travail :

1° *Introduction* ;

2° *Préambule.* — Ce qu'est la tuberculose cutanée,
les nombreux types décrits. Comment on peut aujourd'hui
classer les tuberculides cutanées. Tableau ;

3° *Les tuberculides.* — Court historique ;

4° *Les observations* { 1° Des auteurs ;
{ 2° Les nôtres ;

5° *Description de la maladie* { Signes
Évolutions ;

6° *Étiologie* ;

7° *Diagnostic* ;

8° *Anatomie pathologique* { Histologie { 1° Des auteurs ;
2° La nôtre ;
Bactériologie :

9° *Pathogénie* ;

10° *Conclusions* ;

11° *Bibliographie.*

Enfin, quelques planches reproduisant des coupes obtenues et une main portant des lésions complèteront notre thèse.

Maintenant nous nous empressons avec joie d'exprimer ici toute notre reconnaissance pour les bons maîtres qui nous ont prodigué leur enseignement à l'École de Nantes.

Nous remercions tout particulièrement notre ami le Dr H. MALHERBE des conseils qu'il a bien voulu nous donner pour l'édification de cette thèse, et nous ne pouvons oublier que M. le Dr U. MONNIER a mis à notre disposition sa science et son laboratoire de physiologie, nous lui en exprimons ici toute notre gratitude.

Enfin, que M. le Pr DEBOVE reçoive tous nos remercîments pour le bien grand honneur qu'il nous a fait en acceptant la présidence de cette thèse.

PRÉAMBULE

On appelle *tuberculoses cutanées* toutes les lésions que le bacille de Koch détermine sur le tégument externe.

Ces lésions sont variées comme aspect et allures cliniques, et peut-être sommes-nous loin de connaître encore toutes les formes que peut revêtir la tuberculose cutanée. Les unes sont d'une fréquence extrême : tel le lupus ; les autres au contraire sont des cas exceptionnels et même sont différenciés et connus depuis seulement peu de temps : telles la folliclis, les folliculites des tuberculeux, etc. Les plus anciennement décrites de ces tuberculoses étaient, il y a quelque temps encore, confondues avec les manifestations de la scrofule.

Toutes ces tuberculoses présentent quelques caractères communs ; elles sont peu riches en bacilles, leur virulence est atténuée, leur contagiosité, sans être impossible, n'est pas fréquente. Par ces caractères, elles s'éloignent des manifestations de la tuberculose viscérale et se rapprochent des tuberculoses dites externes ou chirurgicales.

L'origine bacillaire de toutes ces lésions cutanées vient tout récemment d'être acceptée par la majorité des dermatologistes. Naguère encore certains observateurs refusaient d'admettre cette origine sinon pour toutes, du moins pour quelques-unes d'entre elles : nous citerons comme exemple le lupus érythémateux (1).

A peine l'entente venait-elle de se faire sur ce point que le champ des tuberculoses cutanées, déjà si vaste par les aspects variés que peut revêtir la lésion, devait encore s'agrandir.

Dans une série d'observations, le D\u02b3 Hallopeau attire l'attention des dermatologistes sur certaines lésions dites folliclis ou acnitis, et rattachées jusqu'alors au groupe des folliculites. Il fait remarquer que ces éruptions semblent presque exclusivement se produire chez des sujets tuberculeux, ou offrant tout au moins tous les signes d'une prédisposition marquée à contracter l'infection bacillaire.

Bientôt des auteurs : Darier, Thibierge apportent de nouveaux cas analogues à ceux d'Hallopeau et affirment aussi les rapports qui existent entre ces éruptions et la tuberculose. La création d'un type morbide nouveau semble alors s'imposer à la dermatologie et Darier propose de le désigner du nom de tuberculides.

On remarque alors qu'un certain nombre des autres dermatoses désignées sous le nom d'acné des cachectiques, acné des scrofuleux, des folliculites disséminées, etc., ont entre elles et avec la folliclis de grandes analogies et

---

(1) C'est au dernier Congrès international de dermatologie, tenu à Londres, en 1896, que la nature bacillaire du lupus érythémateux a été définitivement admise. Toutefois, quelques auteurs prétendent qu'il est causé par une forme particulière du bacille de Koch (Hallopeau).

qu'elles semblent former un groupe naturel. On note aussi qu'elles peuvent se trouver réunies sur un même sujet et qu'habituellement, comme pour la folliclis, ce sujet est tuberculeux ou menacé de le devenir.

Il y a donc une relation évidente entre ces diverses affections et la tuberculose, l'observation clinique semble le prouver, mais on ignore encore la nature de cette relation.

L'anatomie pathologique et l'expérimentation sur les animaux n'ont pas pu encore nous la révéler. Réduits à faire des hypothèses, on suppose que des toxines émanées de foyers tuberculeux plus ou moins éloignés soient la cause de ces éruptions.

D'après les faits que nous venons de rappeler, nous croyons que l'on peut actuellement établir la classification des tuberculoses de la peau de la façon suivante :

CLASSIFICATION DES TUBERCULOSES CUTANÉES

Ier **Groupe.** — Tuberculoses de la peau par inoculations directes. *Bacillaires. Tuberculoses primitives.*

1° Tubercule anatomique ;

2° Tuberculose verruqueuse de la peau de Riehl et Paltaüf ;

3° Les lupus

    1° Tuberculeux
        Exedens
        Non exedens

    2° Érythémateux
        Fixe
        Aberrans
        L. pernio.

IIe Groupe. — Tuberculose de la peau par infection générale. *Bacillaires. Tuberculoses secondaires.*

   1° Ulcérations tuberculeuses vraies de la peau ;

   2' Gommes scrofulo-tuberculeuses.

IIIe Groupe. — Tuberculoses cutanées par infection générale. *Toxiniques. Tuberculides.*

   1° Lichen des scrofuleux ;

   2° Acné des cachectiques ;

   3° Folliculites suppurées isolées ;

   4° Folliculites agminées en plaques ;

   5° Acnitis et folliclis (ou tuberculides) ;

   6° Érythèmes tuberculeux.

Pour ce troisième groupe nous nous hâterons d'ajouter que, né d'hier, il ne paraît pas encore être bien homogène. Son origine toxinique est peut-être plus hypothétique que réelle et les types morbides qui le composent évoluent peut-être sur un terrain tuberculeux sans être eux-mêmes d'essence tuberculeuse.

HISTORIQUE

L'histoire des tuberculides peut se faire en peu de mots.

Tirées du groupe confus des folliculites, ces lésions furent étudiées pour la première fois par Bœck en 1880 Il les désigna sous le nom de lupus érythémateux diffus. Dix ans après, en 1890, Brocq décrit cette affection à nouveau et la désigne sous le nom de folliculites disséminées symétriques des parties glabres, à tendance cicatricielle. L'année suivante, 1891, Barthélemy l'étudie en détail dans un mémoire magistral et l'appelle folliclis et acnitis. Disons tout de suite qu'il fait une différence entre la folliclis et l'acnitis et que nous aurons plus loin à discuter ce point.

Ensuite Bronson en publie un cas sous le nom d'acné varioliforme.

En 1892 et 1893 paraissent les mémoires de Politzer et de Dubreuilh sur l'hydrosadénite suppurative qui doit être rapprochée de la folliclis.

Enfin, en 1895, Hallopeau en publie un nouveau cas qu'il intitule : lupus érythémateux anormal, folliclis ou type morbide nouveau.

Un an plus tard, 1896, Du Castel, en étudie un cas qu'il désigne sous le nom de folliculitis scrofulosorum. Au mois de juillet de la même année, Tenneson et Leredde publient deux nouveaux faits analogues sous le titre de granulome innominé.

Puis, au mois de novembre de cette année, 1896, Hallopeau présentant à la Société de dermatologie un malade porteur de ces lésions de folliclis signale les rapports possibles de cette éruption avec la tuberculose.

Presque en même temps, Spiegel de Cologne et Darier apportent de nouvelles observations de cette maladie et signalent aussi ses rapports avec la tuberculose. Darier propose alors de nommer ces lésions *tuberculides cutanées* (1).

A partir de ce moment et pendant les années 1897 et 1898 les observations nouvelles de folliclis se multiplient. Dans l'année 1898, Boeck reprend l'étude de tous les cas connus dans un mémoire intitulé : Die Erytheme der Tuberculose.

Depuis la publication de ce travail, de nouveaux cas ont vu le jour : nous citerons pour mémoire celui de Meineau de la Bourboule (2), ceux de Du Castel et de Balzer montrés à la *Société de dermatologie* en juin 1898.

---

(1) Ce vocable fut l'objet d'une grande discussion à la Société de Dermatologie, il fit néanmoins fortune. Accepté aujourd'hui presque par tous, il a l'avantage de rappeler que ces éruptions se rattachent à la tuberculose, ou du moins évoluent le plus souvent sur un terrain préparé par l'infection bacillaire.

. (2) *Journal des maladies cutanées et syphilitiques*, avril 1898, et Congrès de Montpellier, 1898.

Tout récemment aussi, au *Congrès de dermatologie de Strasbourg*, Touton a fait une communication sur les tuberculides de Darier et Jadassohn a exposé le traitement qui convient à ces tuberculides (31 mai et 1ᵉʳ, 2 juin 1898).

OBSERVATIONS

Nous allons d'abord résumer succinctement les observations des tuberculides qui ont été publiées jusqu'ici. Nous exposerons ensuite celles des malades que nous vons pu observer personnellement. Ces dernières observations sont au nombre de trois.

I. — Observations des auteurs.

Obs. I (Résumée). — *Folliclis*. Extraite du mémoire de M. Barthélemy, sur l'*acnitis*, 1891.

Pitza, Mayer, juif polonais, 35 ans, cordonnier.

Pas d'antécédents personnels, ni héréditaires. Pas de syphilis ni d'antécédents vénériens.

Il est porteur d'une éruption spéciale qu'il est bien difficile, sinon impossible, de faire rentrer dans un des cadres actuellement connus.

L'année dernière, le malade a déjà été une fois entrevu à la consultation. Il venait demander conseil pour l'éruption en question qui avait apparu alors en une poussée plus violente, plus douloureuse, plus aiguë que d'habitude.

En effet, cette éruption procède par poussées successives

ordinairement peu aiguës, peu douloureuses, peu abondantes. Chaque éruption se compose d'une douzaine de boutons qui ne viennent d'ailleurs pas en même temps, de sorte que l'on peut étudier les divers aspects et les degrés différents de développement présentés par les éléments successifs pendant leur évolution. On voit, en effet, au milieu de cicatrices, traces de boutons anciens, des boutons récemment apparus forment des élevures qui ne peuvent être qu'une variété de folliculites.

L'éruption siège exclusivement sur les membres; on n'en voit aucun élément ni à la face, ni sur le tronc. Les membres supérieurs sont plus intéressés que les membres inférieurs. Cependant du côté gauche du tronc, en arrière, on voit un certain nombre de cicatrices blanches qui ressemblent à celles des bras, mais qui sont plus elliptiques et plus larges.

Les régions de beaucoup les plus intéressées sont les coudes et les genoux, et, d'une manière générale, les faces d'extension plutôt que celles de flexion.

La fesse gauche, cependant, présente un certain nombre de cicatrices blanches, linéaires, réunies sur une petite surface, ressemblant assez à celles des ventouses scarifiées, quoique un peu plus larges et avec cette différence qu'elles sont disposées sans régularité.

D'ailleurs, l'aspect linéaire n'est qu'apparent et est formé par un repli de la peau; ce sont donc des vergetures cicatricielles.

Si, en effet, on vient à tendre la peau, on obtient alors une surface cicatricielle ovalaire qui, étalée, a la largeur d'une lentille ou d'un pois.

Les plis forment des lignes (2 ou 3) dont l'une, celle du milieu, est plus étendue et plus saillante (aspect gaufré), ou parsemée de 3 ou 4 petits points blancs, légèrement déprimée, comme certaines cicatrices vaccinales. D'autres enfin sont arrondies, lisses, blanches, sans strie, ni dépression ponctuée, mais sont déprimées en masse, par rapport à la peau normale et forment de petites cicatrices faites comme par un emporte-pièce, très également et très superficiellement.

Quelques folliculites, très rares, ont évolué dans les espaces interdigitaux des orteils du côté gauche. Un certain nombre de cicatrices existent à la région dorsale du torse, notamment au niveau du cinquième métatarsien gauche. Elles affectent la disposition linéaire.

On en voit un autre groupe, au-dessous et en arrière de la malléole externe, au niveau de la face latérale du tendon d'Achille.

La région sus-malléolaire, le tiers inférieur du mollet sont complètement indemnes.

Les cicatrices reparaissent avec leur aspect spécial, leur circularité parfaite, leur superficialité, leurs bords très légèrement saillants ; ces bords sont formés par un mince liseré pigmenté à la limite de la peau saine ; quelques-unes ont une pigmentation étroite, périphérique et une pigmentation ponctuée centrale, et, en effet, comme nous le dirons plus loin, un certain nombre de lésions récentes présentent une zone rouge et enflammée ou squameuse, selon leur âge, et un centre ulcéré très profondément relativement à sa largeur (tête d'épingle) ; de là un aspect putéiforme très marqué ; on dirait une véritable perte de substance faite par un emporte-pièce punctiforme ; comme si une petite glande avait été complètement énucléée de sa loge et qu'il n'en restât plus que les parois lisses.

C'est de là évidemment que vient la pigmentation centrale de certaines cicatrices.

Le malade, dont nous étudions la maladie en 1882, avait été criblé de cicatrices blanches, ou pigmentées, ou violacées, ou rougeâtres, selon leur âge, comme s'il avait reçu un coup de fusil chargé de plomb. Les régions atteintes sont: le genou du côté gauche, la région rotulienne, la région correspondant à la tubérosité antérieure du tibia, la moitié inférieure ou antérieure de la cuisse. Il n'y a aucune trace de lésion au creux poplité. Le tiers supérieur est indemne en avant, et assez pris, au contraire, en arrière, et d'autant plus qu'on se rapproche de la fesse.

En ceinture, rien. Quelques cicatrices aux lombes ; quelques-unes à l'omoplate gauche.

En avant, depuis le tiers moyen des cuisses jusqu'au vertex, il n'y a pas une seule cicatrice.

Celles-ci reparaissent au niveau de la paroi antérieure de l'aisselle. A la région deltoïdienne, on en voit un petit groupe qui sont tout à fait punctiformes, plus blanches et plus petites qu'aux jambes.

Les cicatrices vaccinales sont remarquables seulement par leur largeur (pièce de 1 franc) sur le malade qui fait le sujet de cette observation.

Les petites cicatrices spéciales se retrouvent, cette fois, en grand nombre, au niveau du coude. Là encore elles sont arrondies, égales, superficielles, ponctuées ou ridées, blanches ou colorées par du pigment ou par une matière colorante (brune ou violacée) du sang, suivant leur âge.

Le plus grand nombre est de l'étendue d'un pois, entre lesquelles quelques-unes plus petites, de la dimension d'une lentille, se voient. Une seule a la largeur d'une pièce de 20 centimes. Elle est d'ailleurs aussi superficielle que les autres.

Mais c'est de beaucoup, aux avant-bras et à la face postérieure des avant-bras, surtout aux poignets et à la face dorsale des mains, que les cicatrices sont le plus nombreuses, le plus égales, le plus arrondies, le mieux ponctuées, par un, deux, et surtout trois ou même quatre points pigmentés.

La région des avant-bras correspondant aux muscles radiaux en est réellement criblée. Le groupement de ces lésions et cicatrices est plutôt syphiloïde qu'anoïde.

Actuellement, c'est à partir de la moitié inférieure que l'on voit des papules récentes, jeunes, soit rouges, soit squameuses.

Le dos de la main gauche, les faces dorsales des doigts (première phalange) en sont couverts. Il n'y en a, au contraire, aucune, à partir des phalangines. Chose tout à fait remarquable, il n'y en a aucune ni à la paume des mains, ni à la plante des pieds.

Elles cessent sur le bois cubital de la face dorsale presque linéairement et au niveau des follicules pilo-sébacés.

Fringuet.

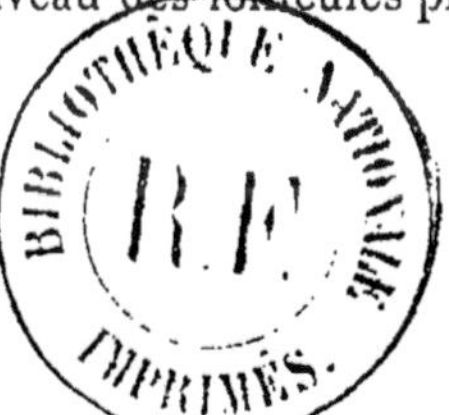

2

Il n'y a rien au niveau des aisselles, pas plus qu'aux régions pileuses.

Description d'une de ces lésions jeune et récente prise comme type. — Au début, simple tache rouge de la largeur d'un grain de millet, puis le centre blanchit.

Ce centre blanc s'élargit ensuite aux dépens de la zone rouge qui diminue. La zone blanche s'élargit sans que la totalité de la lésion augmente de dimension. A ce moment encore la lésion est dure, indolente (sorte de petit plomb). Ce centre qui blanchit ainsi n'est pas formé autour d'un poil; on ne voit même aucune de ces lésions qui présente un poil à son centre. La lésion n'est nullement acuminée à la manière des vésicules, elle reste aplatie comme une papule.

De blanc, le centre devient jaune: la sérosité est devenue purulente. Les dimensions de la lésion augmentent alors un peu; la zone rouge s'élargit, elle est d'un rouge vif, animé, inflammatoire. Elle est un peu douloureuse; elle n'a pas de bords bien tranchés; elle finit « en mourant ».

Puis le centre se recouvre d'une petite croûtelle jaunâtre. Un petit pertuis infinitésimal a dû évidemment se produire et laisser sourdre une minuscule gouttelette de sérosité purulente; de là cette squame mince et jaunâtre. Le malade dit, en effet, qu'il sort de l'eau.

Si on arrache cette squame, on trouve comme un petit trou, dont cette mince croûtelle forme le couvercle. Ce petit trou est la petite loge dont nous avons parlé; elle contient encore un peu de sérosité crémeuse, jaunâtre. Si on l'enlève, il reste la loge vide; jamais on ne trouve de bourbillon vrai. Une fois la poche vidée, la guérison est rapide, dit le malade. Après la croûtelle enlevée, la poche vidée, il se reproduit presque aussitôt une nouvelle gouttelette de sérosité (« eau blanche ») limpide. Le liquide se reproduit, dit le malade, pendant plusieurs heures; mais, avons-nous dit, dès qu'une poche est vidée elle est vite guérie. En effet, dès le lendemain, elle est sèche, et, quelques jours après, il ne reste plus que la cicatrice pigmentée.

Chaque élément a une évolution totale d'un mois environ, au dire du malade.

Les deux côtés du corps sont intéressés par des lésions de même nature, mais le gauche plus que le droit ; il n'y a d'ailleurs rien de symétrique dans la disposition des folliculites, rien qui rappelle un trouble trophique ; une lésion développée à l'occasion d'un trouble nerveux ou le long d'un trajet nerveux.

Le coude, dit le malade, a déjà été guéri trois fois. Puis il se reforme des boutons à sa surface dans l'intervalle des cicatrices anciennes. Actuellement il y en a une vingtaine en activité ; depuis trois mois il n'y en avait pas eu dans cette région.

Depuis quatre ans et demi que le malade est atteint de cette affection, il n'a jamais été huit jours sans avoir quelque folliculite. Mais la première poussée a été de beaucoup la plus abondante.

La première fois les deux membres supérieurs seulement étaient atteints ; à cette époque, il a été soigné pendant 6 jours dans le service de M. Guibout. Il avait, en même temps, beaucoup de fièvre et des douleurs articulaires. Il alla mieux rapidement et continua son traitement au dehors par des bains de vapeur et du bicarbonate de soude alternant avec l'arséniate de soude.

Depuis cette époque, il n'a plus eu de fièvre ; mais nous avons vu qu'il n'a pas cessé d'avoir des boutons.

Il n'y a de ganglions nulle part et les viscères sont tous sains.

Obs. II (résumée). — *Folliclis*, Extraite du mémoire de M. Barthélemy. — *De l'acnitis*, 1891. — Recueillie dans le service de M. Besnier, par M. Saint-Germain, interne du service. Moulage n° 1508 du musée de l'hôpital Saint-Louis.

X... entre à l'hôpital Saint-Louis, salle Gilbert, lit n° 18, le 25 avril 1890.

Ce qui amène le malade à l'hôpital, c'est une éruption non généralisée, mais constituée par des groupes d'éléments, les uns en pleine activité, les autres à l'état de cicatrice ; ces derniers sont de beaucoup les plus nombreux. Ces groupes occupent de chaque côté du corps des points assez exactement symétriques.

L'étude de la face révèle tout d'abord un groupe occupant la région molaire de la joue gauche, et constituée par des lésions de différents âges et partant de différents aspects.

Ce sont, en premier lieu, de petites nodosités miliaires, sans modification de la peau ; puis des élevures un peu plus considérables, rouges, couronnées d'une croûtelle jaunâtre ou brunâtre, et entourée d'une collerette épidermique. Enfin des cicatrices régulièrement arrondies, déprimées, comme faites à l'emporte-pièce ; les unes rougeâtres, les plus récentes ; les autres brunâtres, les plus anciennes.

La joue droite porte seulement deux très petites dépressions cicatricielles récentes.

Les oreilles présentent des lésions très remarquables. Les éléments en pleine activité y sont rares ; c'est à peine si on en trouve deux ou trois sur chaque oreille ; mais, en revanche, le bord libre est occupé de l'un à l'autre côté, dans les deux tiers inférieurs, par des dépressions cicatricielles de forme allongée, à fond rougeâtre et tellement profondes qu'au toucher, il semble que le cartilage lui-même ait participé à la lésion.

A l'examen des membres supérieurs, nous voyons que le bras gauche ne présente aucun élément éruptif sur sa face interne. Sur la partie antéro-externe, au contraire, on trouve un groupe composé d'éléments en activité, c'est-à-dire des formations vésiculo-croûteuses, jaunâtres, entourées d'une aréole inflammatoire ; en second lieu, de quelques éléments plus avancés, constitués par une légère saillie, couronnés d'une croûte brunâtre, non entourée d'un cercle inflammatoire, mais d'une collerette épidermique.

En troisième lieu, des cicatrices peu profondes, les unes moyennes, les autres très petites, toutes plus ou moins brunâtres ; enfin, sur la face externe proprement dite du même bras, on aperçoit quelques taches brunâtres sans dépression apparente. Il est à remarquer que cette région porte de nombreuses saillies kératosiques.

Sur la partie externe du coude gauche, on trouve un groupe constitué par quatre éléments, relativement récents, possédant encore leur croûtelle au fond d'une dépression entourée d'une aréole saillante d'un rouge virant au brun ; deux d'entre eux ont déjà perdu leur croûte centrale.

Le groupe du coude gauche possède, en outre, une dizaine de dépressions cicatricielles peu profondes, à fond blanchâtre et à aérole brunâtre. Sur la face postérieure de l'avant-bras gauche, à quatre travers de doigt du poignet, on trouve deux éléments, l'un récent (croûte, cercle inflammatoire, collerette épidermique), l'autre ancien, cicatriciel (dépression à fond blanchâtre, à aérole pigmentée).

Au-dessus de ces deux éléments, on trouve une croûtelle grosse comme une tête d'épingle et entourée d'une minuscule collerette.

Sur le bord radial du poignet gauche, on aperçoit deux ou trois taches brunâtres, non déprimées.

La main présente dans ses lésions d'intéressantes particularités. C'est ainsi que, sur son bord cubital, on trouve trois nodosités, dont deux, très rapprochées l'une de l'autre, sont presque confondues. La peau est légèrement brunâtre. Au palper on a la sensation de tumeurs, pas très bien limitées, profondes, quoique la peau glisse mal à leur surface. La pression est très peu douloureuse.

Au-dessus de ces trois nodosités, on voit une cicatrice brunâtre peu déprimée.

Immédiatement au-dessus de l'articulation métacarpo-phalangienne de l'auriculaire, on trouve d'abord une cicatrice brunâtre, à la surface de laquelle l'épiderme desquame légèrement, puis, s'étant formée tout à côté d'elle, presque sous elle, une nodosité analogue à celle que nous avons signalée plus haut, mais au niveau de laquelle la peau est amincie et rouge. Elle paraît d'ail-

leurs plus superficielle que les précédentes et semble plus qu'elles
faire corps avec la peau. Sur la même main, il existe des lésions
de même nature au niveau de l'articulation phalango-phalangienne du petit doigt où l'on trouve une nodosité très peu sen-
sible, au-dessous de la même articulation du médius ; où l'on
rencontre une tumeur du volume d'un pois, à la surface rouge ;
enfin, à la partie externe de l'articulation phalangienne du pouce,
où l'on remarque une saillie, peu volumineuse, mais très douloureuse à la pression.

On n'observe rien dans la paume de la main, qu'une transpira-
tion continuelle et abondante.

Sur la face externe du bras, on trouve deux cicatrices très
peu pigmentées et très peu profondes ; au-dessus du coude droit,
à deux travers de doigt de la saillie olécrânienne ; on observe
un tout petit groupe composé d'un élément tout récent ; élevure
à centre vésiculeux jaunâtre, à aérole inflammatoire ; d'un autre
élément un peu plus âgé, possédant une croûte centrale brunâtre et une collerette, enfin de cicatrices peu nombreuses, très
peu pigmentées, et très peu déprimées. On trouve également dans
ce groupe un petit nævus pigmentaire ; notons, en passant, que la
malade porte un très grand nombre de nævi de ce genre disséminés dans toutes les régions. A la partie inférieure de l'avant-
bras droit, on trouve un groupe occupant en partie le bord cubital et longeant en partie la face dorsale du poignet, suivant
l'interligne articulaire. Ce groupe, comme tous ceux que nous
avons déjà étudiés, possède des éléments à tous les âges.

A trois travers de doigt au-dessus de la tête du radius, on
remarque un groupe de lésions papulo-vésiculeuses tout à fait à
leur début. Plus bas, des éléments plus avancés, munis d'un
bourrelet périphérique, d'un rouge brunâtre ; circonscrivant un
centre déprimé occupé par une croûtelle.

Il est à noter qu'en cette région les éléments, tout en conser-
vant la physionomie que nous avons déjà observée, sont plus
volumineux, plus saillants, plus ombiliqués : les cicatrices sont
plus larges, plus profondes, leur aérole plus pigmentée.

La main droite porte une cicatrice indurée, croûteuse, presque verruqueuse, sur la face dorsale de la phalangine de l'index. Une cicatrice analogue existe au niveau de la face dorsale de l'articulation phalango-phalangienne de l'annulaire. Enfin, sur le bord cubital de la main, on trouve trois nodosités difficiles à bien délimiter, peu saillantes, paraissant très profondes et non douloureuses à la pression. Outre les lésions déjà étudiées, on trouve encore deux groupes importants : l'un occupant le sein gauche et l'autre la fesse du même côté.

Le premier siège à la partie supérieure du sein gauche, à trois travers de doigt au-dessus de l'aréole mamelonnaire ; il est constitué par des éléments affectant surtout le type de cicatrices déprimées ayant perdu leur croûtelle centrale et entourées d'une aérole violacée. Deux ou trois éléments seulement sont en pleine activité. Au-dessus de ce petit groupe, entre lui et l'aréole, existe une plaque d'un rouge foncé constituée lorsqu'on la regarde de très près de fines télangiectasies.

Au même endroit, sur le sein du côté opposé, on trouve une plaque semblable, mais moins foncée.

Le groupe de la fesse est le plus étendu qu'on trouve chez la malade ; c'est un large placard qui ne mesure pas moins de 10 centimètres de haut sur 15 de large. Il est entièrement constitué par des cicatrices nettement arrondies, plus volumineuses que celles que nous avons étudiées jusqu'à présent ; à centre déprimé, plissé, blanchâtre ou du moins très faiblement coloré ; à aérole très pigmentée dont la coloration très foncée sur le bord de la cupule centrale va s'atténuant vers la périphérie.

Pour le moment, dans cette région, pas d'éléments en activité.

Pour terminer cette description, ajoutons qu'on trouve encore une cicatrice très brune, peu déprimée, juste au-dessous de la rotule gauche, et une autre cicatrice légèrement déprimée, peu pigmentée, à la face interne de la jambe gauche, à quatre travers de doigt environ au-dessus de l'articulation tibio-tarsienne.

Il y a six ans, X... a commencé à avoir des douleurs dans les bras et dans les jambes. Depuis lors, elle a toujours eu, avec des périodes de rémissions plus ou moins longues, des sensations douloureuses dans les membres. Depuis trois mois surtout, les douleurs n'ont pas cessé. Parfois, ces phénomènes douloureux sont assez accentués pour nécessiter le séjour au lit, les membres étant pour ainsi dire paralysés. Elle présenterait aussi par moment un œdème assez considérable des membres inférieurs. Il y a six ans, elle a cessé de voir ses règles pendant six mois, puis la menstruation s'est rétablie, mais jamais depuis, cette fonction ne s'est chez elle régulièrement accomplie.

Elle ne présente pas de nervosisme bien accentué.

Rien à noter dans l'examen des réflexes et de la sensibilité. Il y a trois ans, l'éruption a débuté par l'oreille gauche ; puis, ont fait leur apparition les éléments du genou et de la face interne de la jambe gauche: ensuite, les lésions ont apparu sur le bras gauche, puis sur le coude gauche. Enfin, l'oreille droite et le membre supérieur droit ont été envahis.

Le groupe de la fesse aurait débuté, il y a un an, après une chute sur cette région. Les éléments de la joue gauche ne datent que de trois ou quatre mois.

Les lésions les plus récentes se trouvent au niveau du poignet droit et du bord cubital de la main gauche.

Voici comment les choses se passent quand une poussée se produit. Le 4 juin, par exemple, la malade éprouve de la douleur au niveau cubital de l'avant-bras droit ; bientôt, il se produit au niveau du point douloureux de la rougeur, du gonflement et les éléments nouveaux apparaissent, formant un groupe à côté de celui que nous avons signalé déjà à la partie inférieure du bras droit.

Les cataplasmes sont appliqués pour calmer la douleur et l'inflammation locale. L'évolution des éléments est, par ce fait, activé et bientôt de leur centre s'échappe une rondelle macérée grisâtre, qui laisse à nu cette cicatrice profonde que nous avons déjà signalée.

Obs. III. — *Hydrosadénite.* — Politzer, *Hydrosadénite destruc-
tive suppurante.* — *Journal of Cutaneous and genito-unis-
sary diseases,* n° 1, janvier 1892, p. 9 (Résumée par L.
Jacquet).

Il s'agit d'une affection cutanée datée de 4 mois, apparue
sans cause appréciable, et s'étant à peine modifiée depuis son
début. C'est un homme bien portant ; sans aucun antécédent héréditaire ; sujet à des attaques nerveuses de nature hystérique ;
n'ayant jamais eu aucune affection cutanée.

Le malade, âgé de 20 ans, présente une éruption occupant
la face et le cou, et dont les éléments se présentent aux différentes
phases de leur développement. Ce sont : 1° de petites nodosités
saillantes, de volume d'un pois, rougeâtres avec le centre plus
ou moins coloré de jaune, comme si elles contenaient du pus ;
sur d'autres, la couche cornée est fendillée, et l'épiderme se desquame en couches concentriques ;

2° De petites croûtes décolorées au centre des points où ont
existé les nodules ;

3° Des cicatrices arrondies, légèrement déprimées, décolorées par places et atteignant 1 centimètre de diamètre.

On peut également reconnaître qu'il existe dans la partie
profonde du derme ou dans la couche sous-cutanée de semblables
nodosités roulant librement sous le doigt, indolore et ne donnant
lieu à aucun phénomène.

Une observation de plusieurs semaines montra l'évolution
complète de ces lésions. C'est au début un nodule sous-cutané
occupant la profondeur du derme, dont la superficie ne présente
aucune altération ; en quinze jours environ, ce nodule atteint le
volume d'un pois et forme une saillie à la surface de la peau, qui
rougit, devient un peu douloureuse, puis peu à peu se fendille,
envahie alors dans toute son épaisseur.

A ce moment, l'incision laisse sortir quelques gouttes de pus, et l'affection rétrograde. Abandonnée à elle-même, cette petite tumeur ne tarde pas à s'ouvrir spontanément, et le pus peut former, en se desséchant, une croûte très adhérente, qui se détache spontanément au bout de quelques jours, la place restant à ce niveau d'un rouge plus ou moins foncé, avec une légère dépression qui persiste.

Cette évolution est complète en quatre semaines environ. Dans quelques points, plusieurs de ces nodules voisins s'unissent les uns aux autres, formant une tumeur beaucoup plus volumineuse.

Parfois les nodules profonds s'arrêtent dans leurs développements sans aller jusqu'à la suppuration, et peuvent persister ainsi très longtemps.

Chez ce malade, le plus grand nombre de ces tumeurs occupent la partie supérieure du cou, au-dessous du menton, et de chaque côté, au niveau de la branche horizontale de la mâchoire. Toute cette région est recouverte de poils abondants mais n'ayant aucune relation avec ces petites tumeurs. Ils repoussent aussi nombreux dans les points où existent des cicatrices.

Cette éruption se fait pas poussées d'une douzaine environ, à des intervalles variables et après 4 ou 5 mois, l'affection semble avoir atteint son maximum d'intensité. Depuis, les poussées sont moins abondantes et se font à de plus larges intervalles.

A aucun moment il n'a existé d'engorgement des ganglions lymphatiques voisins. Pas d'élévation de température. Aucun élément anormal dans l'urine.

Obs. IV. — *Hydrosadénite suppurative disséminée,* par
M. William Dubreuilh.

Il s'agit d'une jeune fille de 20 ans, domestique, chez qui l'affection a débuté à l'âge de 7 ans et a toujours persisté depuis. Les premières lésions ont apparu aux mains et aux pieds, elles se sont, depuis, graduellement généralisées et, depuis deux ans, la face est atteinte à son tour. La lésion éruptive considérée isolément débute par un petit nodule profond de la grosseur d'une tête d'épingle à un grain de mil, qui est peu ou pas visible, mais dont on reconnaît la présence à la palpation. Ce nodule est profondément intra-dermique, il n'est pas mobile sous la peau, mais on sent qu'il est situé dans la partie profonde du derme.

Peu à peu ce nodule grossit, atteint la surface et produit une papule rouge, saillante, siégeant sur une induration profonde. Au bout d'une quinzaine de jours, le nodule est devenu douloureux et a donné naissance à une pustule profondément enchâssée dans le derme, ou plutôt à un petit abcès ; celui-ci s'ouvre à l'extérieur, forme une croûte et guérit en laissant une cicatrice arrondie dont le diamètre varie de deux millimètres (main) à deux centimètres (coude, genou). L'évolution totale a duré environ un mois.

L'éruption ne se fait pas par poussées, elle est continue : tous les jours surviennent de nouvelles lésions qui évoluent chacune pour son compte. L'éruption est plus abondante au printemps et à la période menstruelle, mais jamais elle ne s'est complètement arrêtée.

Les lésions ne sont jamais groupées ; elles apparaissent isolément, et si, par places, les cicatrices sont confluentes, la confluence est successive et non simultanée. Elles siègent un peu partout avec certains points de prédilection, on en trouve à la face où elles ressemblent beaucoup à des pustules et à des cicatrices d'acné, aux oreilles qui sont comme rongées sur leurs bords libres. Il en est de même sur le dos où les lésions assez nombreuses ne sauraient être nettement distinguées de l'acné. Quelques cicatrices sont disséminées entre les seins et au-dessous, sur la surface du sein droit ; dans la région lombaire elles sont nombreuses ; mais il y a longtemps qu'il n'y a pas eu de lésions nouvelles sur le tronc ; de sorte que les cicatrices sont toutes blanches. Aux membres supérieurs l'éruption est surtout abondante aux mains et aux doigts (face palmaire et dorsale) et aux coudes ; l'avant-bras, surtout en arrière et sur les bords, présente un grand nombre de lésions ; les plis du coude et les bras sont à peu près complètement respectés.

Sur les membres inférieurs, l'éruption est surtout abondante aux fesses et aux genoux qui sont criblés de cicatrices larges et parfois confluentes ; à la face externe des cuisses, sur les jambes, elles deviennent très abondantes sur la face dorsale des pieds.

La malade se présente à nous en pleine éruption. On trouve partout un grand nombre de lésions à tous les stades de leur évolution, depuis le nodule qu'on ne sent qu'à la palpation jusqu'à la croûte près de tomber en laissant une cicatrice. Dans tous les points de prédominance, la peau est criblée de cicatrices, ce qui est surtout frappant aux mains qui sont un peu rouges, et dont la face palmaire est comme marbrée à cause du grand nombre de cicatrices blanches qui la couvrent.

Obs. V (résumée). — *Hydrosadénite suppurative disséminée,* par M. W. Dubreuilh.

Mlle X..., 20 ans.

L'éruption qu'elle présente est formée de lésions disséminées du volume d'un grain de mil et de cicatrices punctiformes. Elle occupe toute l'étendue de la face dorsale des avant-bras, les coudes et même un peu la face dorsale des bras, la partie inférieure de la face antérieure des avant-bras jusqu'aux poignets, la face dorsale des mains.

Dans toutes ces parties elle est très abondante et particulièrement au niveau des coudes et à la partie inférieure des avant-bras, mais sans présenter nulle part aucune tendance au groupement. Sur les mains, il n'y a pas de lésions à la face palmaire, mais la malade affirme qu'il y en a eu quelquefois, et actuellement on en trouve quelques-unes sur les faces latérales des doigts et sur les bords des mains, en des points où l'épiderme a déjà acquis la structure de l'épiderme palmaire, et où il n'y a par conséquent aucune trace de poils. Si la face dorsale des mains présente des lésions nombreuses, les doigts sont presque indemnes.

Sur les parties latérales du cou et à la face sont quelques rares lésions disséminées.

Aux membres inférieurs l'éruption occupe la face dorsale des pieds, tout le tour des jambes, la partie antérieure du genou ; en remontant un peu à la face antérieure des cuisses, où les lésions deviennent plus clairsemées. Elles sont particulièrement abondantes et volumineuses aux genoux.

La malade affirme n'avoir pas de lésions ailleurs, notamment pas aux fesses.

L'élément éruptif est constitué, au début, par un nodule intra-dermique du volume d'une tête d'épingle, dur et indolent, faisant une très faible saillie. Au bout de quelques jours, il devient plus saillant, et on distingue au sommet un point clair qui se trans-forme en une petite croûte enchâssée, du volume d'une tête d'épingle siégeant sur une papule infiltrée de la grosseur d'un grain de mil, de couleur rouge pâle. Je n'ai pu constater dans les papules la pré-sence d'aucun liquide, pus ou sérosité, le point clair était toujours, d'emblée, constitué par une croûte sèche. Dans quelques lésions, cependant, les phénomènes inflammatoires sont plus accusés. La papule est plus large, rouge vif, entourée d'une aérole rouge, la croûte est plus large et soulevée par un peu de pus. En général, quand on arrache la croûte, on trouve au-dessous une petite ulcération profondément creusée, à la surface humide et finement granuleuse. Quand la croûte tombe, au bout de dix à quinze jours, elle laisse une petite cicatrice.

Les cicatrices qu'on voit, en très grand nombre, mêlées aux lésions en évolution sont blanches, légèrement déprimées, rondes et ont 1 à 2 millimètres de diamètre. Ce n'est guère qu'aux genoux qu'on en trouve d'un peu plus grandes. Du reste les lésions en évolution actuellement sont presque aussi nombreuses que les cicatrices.

A aucun moment elles ne sont douloureuses, même à la pal-pation ; il n'y a, non plus, aucune démangeaison.

L'éruption est continue, c'est-à-dire qu'il se produit constam-ment de nouvelles lésions, d'une façon isolée et disséminée. Il ne se fait pas de poussées éruptives, et c'est à peine si la malade remarque un peu d'aggravation à l'époque menstruelle.

La maladie a débuté au mois de juillet 1890 par les coudes, elle a persisté depuis, en s'aggravant lentement et en s'étendant. Elle a disparu presque complètement pendant l'hiver dernier (1891-1892), mais a récidivé depuis 2 mois avec plus d'intensité qu'auparavant.

Obs. VI. — *Folliclis*. — Barthélemy.

Il s'agit d'un pharmacien âgé de 36 ans, qui m'a été adressé par M. le Dr Besnier, avec prière de bien étudier les lésions des oreilles, du dos, des mains, des poignets, etc.

Il est bien digne d'attention, en effet, que cette éruption n'ait jamais existé un instant depuis dix ans à la paume des mains. Elle ne s'est jamais montrée qu'aux régions dorsales des mains et des doigts, ayant pour limites très nettement tranchées les faces latérales.

D'ailleurs cette éruption date de 1883, époque à laquelle elle se fit tout d'un coup, généralisée, sans que le patient ait encore eu alors de rhumatisme, ou absorbé aucun médicament. Le sujet n'avait antérieurement ni acné, ni eczéma, ni furoncle, ni herpès, ni ecthyma ; il n'est et n'a jamais été ni alcoolique, ni fumeur. Mais son estomac est délicat, et donne lieu souvent à des renvois, à des acidités, à du pyrosis, etc.

Pas de sable dans les urines, pas de constipation ni de diarrhée ; pas de dilatation d'estomac. Pas de nervosisme. Bon sommeil. Jamais de syphilis. Pas de catarrhe uréthral. Il ne prend jamais ni d'eaux suspectes, ni de viandes faisandées, ni marée, ni coquillages ; il se perd en conjectures sur la cause de son éruption. Il n'est ni scrofuleux, ni lymphatique.

En quoi consiste donc cette éruption cutanée ? En des poussées incessantes depuis 10 ans, se produisant sous groupements sur tout le corps, mais surtout sur les membres, poussées de pustules ou de folliculites, suivies de cicatrices déprimées, presque ombiliquées.

Le début s'est fait par les jambes et les cuisses, les avant-bras, puis par les pieds.

C'est dans la 2ᵉ année, c'est-à-dire en 1885, que l'éruption a été la plus intense, au moment où le patient traitait des rhumatismes par les bains de vapeur.

Les poussées sont presque continuelles, mais très peu abondantes en temps ordinaire ; il n'y a qu'en été et par les grandes chaleurs qu'elles l'exaspèrent ; à partir du mois d'octobre, elles vont en diminuant ; elles sont à peu près nulles en hiver et au printemps. Cette année 1893, quand les froids ont cessé, à la fin de février, il ne parut plus que 2 ou 3 éléments éruptifs sur le dos des mains, un à droite, 2 à gauche ; le 7 mars j'en vois encore la trace toute récente, bien que l'évolution en soit tout à fait terminée.

Il n'y en a presque pas au tronc, 3 ou 4 en tout depuis quelques années ; et pourtant les avant-bras et les jambes sont littéralement criblés de cicatrices.

C'est d'abord un point rouge, puis une petite papule dont le centre se creuse en vésicule, laquelle blanchit au sommet ; on sent très bien alors dans le derme une petite nodosité qui est remplie de pus. Tout cela s'est fait avec une douleur insignifiante ; puis « ça perce » ; très peu de pus s'écoule, la plus grande partie se transformant *in situ* en croûtelle qui tombe après 5 ou 6 jours. Il reste une cicatrice d'abord rouge, puis pigmentée, enfin toute blanche.

La tête (cuir chevelu et face) a toujours été épargnée jusqu'ici ; il en est de même du cou, de la nuque, des lèvres, des joues, gencives et cavité buccale.

Les oreilles présentent 5 ou 6 pustulettes et quelques autres plus anciennes, déjà sèches. Il faut noter que les oreilles sont atteintes tous les ans, même dans les années pas froides, d'engelures ; au mois de mars, au moment de mon examen, il y en a encore. Outre les troubles trophiques (rougeur, puis atrophie de

la peau) on constate que le bord libre du pavillon est déchiqueté
par les cicatrices et les pertes de substances comme il eût pu
l'être par un lupus, par exemple : toutes les lésions se sont produites sur le bord libre et à l'extrémité supérieure des pavillons;
aucune n'existe ou n'a existé aux lobules.

Sur le tronc la peau est séborrhéique, grasse; sur les épaules
on remarque quelques pustulettes d'acné mêlées à de petites cicatrices blanches non déprimées, bien différentes de celles qui re-
lèvent du processus folliculipare.

Les cuisses et les jambes sont criblées de cicatrices, brunes
ou encore violacées; à la partie interne on en trouve peut-être
un peu moins qu'ailleurs. A la racine des fesses, tout cesse; à
peine en est-il deux ou trois au pubis; à peine y a-t-il de la gêne
pour le bandage herniaire.

Les avant-bras, aux faces internes surtout, sont criblés de
cicatrices. Celles-ci, à partir des coudes, deviennent rares ; à
partir du tiers supérieur des bras, il n'y en a plus.

Les cicatrices récentes sont rouges; celles qui le sont moins
sont violacées ; les autres sont brunes ; enfin les plus anciennes
sont toutes blanches.

Toutes sont arrondies, les unes de la dimension d'un grain de
mil, les autres d'une lentille ; les plus larges atteignent les dimensions d'une moitié de pois. Les petites n'ont rien de spécial ; les
moyennes et les larges sont déprimées, comme faites à l'emporte-
pièce, et portant au centre une petite dépression comme s'il se
fût agi d'une ombilication variolique.

Obs. VII (Résumée). — Extraite du mémoire de MM. Tenneson,
Leredde, Martinet. — *Sur un granulome innominé*, 1896.

Léon F..., âgé de 17 ans, expéditionnaire, entré le 4 mars
1896, salle Cazenave, n° 21, service de M. Tenneson.

I. — *Antécédents héréditaires.* — *a)* Du côté des ascendants
rien de bien net à signaler ; le père est solide, bien portant, sans

tare connue, du malade au moins ; la mère est petite, chétive, mais d'une santé en somme satisfaisante.

b). Pour les collatéraux, on note chez le frère, âgé de 11 ans, une santé chancelante, des convulsions dans l'enfance, des amygdalites à répétition ; la sœur, âgée de 14 ans, est robuste, vigoureuse.

En résumé, sauf du côté du frère qui semble un lymphatique, l'examen est négatif.

Antécédents personnels. — En revanche le malade a un passé pathologique déjà chargé.

Étant tout jeune, il dit avoir eu de l'eczéma impétigineux de la face, de l'impétigo du cuir chevelu, et « beaucoup de maladies d'enfance », rougeole, etc., sans pouvoir autrement préciser.

Depuis il a souffert d'otites suppurantes, d'amygdalites fréquentes à répétition avec hypertrophie qui ont nécessité l'amygdalotomie il y a trois ans.

Il y a deux ans il a eu une nouvelle poussée d'eczéma avec séborrhée du cuir chevelu.

Enfin il a été opéré pour une déviation de la cloison nasale, il lui reste d'ailleurs une perforation consécutive à cette intervention.

En somme, c'est un scrofuleux au sens ancien du mot, et à celui où l'emploie encore M. le Pr Dieulafoy. C'est un lymphatique en tout cas.

De plus, l'examen du malade à ce point de vue confirme cette impression, car on constate l'existence de quelques troubles d'évolution (asymétrie crânienne légère, oreilles grosses et écartées, scapulae alatae, anomalies dentaires, exostose médiopalatine), et celle de végétations adénoïdes du nasopharynx forçant le malade à une respiration bruyante, la bouche ouverte, et contribuant avec la perforation nasale à donner à la voix un timbre nettement nasonné.

L'examen des autres appareils est négatif.

II. — *Maladie actuelle.* — A. *Commémoratif.* — Il vient demander nos soins pour de petites tumeurs multiples des extrémités qui se sont développées dans les conditions suivantes :

a) L'hiver de 1894 à 1895, il a eu, dit-il, aux pieds, des engelures, qui ont duré tout l'hiver, à l'état de petites tumeurs, de
petites « bosses » du volume d'un pois au printemps, laissant
après elles quelques petites cicatrices blanchâtres, cornées, arron·
dies ou étalées qui se sont bien effacées depuis.

b) Au commencement de l'hiver dernier 1895-1896, vers le
mois de décembre, certaines articulations des doigts se sont
hypertrophiées, ensuite sont apparus graduellement sans fièvre,
sans douleur, sans prurit, sans rougeur, à plusieurs niveaux, de
petits nodules comparables à ceux que nous allons décrire et
dont beaucoup ont évolué vers la suppuration.

B. — *Examen clinique.* — 1° *Physique.* — L'examen dénote
l'existence aux membres supérieurs de petites tumeurs.

a) Siégeant aux mains, surtout aux doigts, en plus grand
nombre à la face dorsale. Quelques-unes groupées au voisinage
des articulations de la première phalange avec la deuxième ;

b) En nombre variable, 1, 2, 3, 4 pour chaque doigt ;

c) De forme arrondie ou ovoïde ;

d) Du volume d'un grain de millet à un petit pois ;

e) Situées dans le derme et l'hypoderme suivant leur âge,
faisant corps par conséquent avec la peau dans laquelle elles sont
enchâssées et qui ne peut glisser sur elles ;

f) De consistance dure, ferme, fibreuse ;

g) Elles sont à des périodes différentes de leur évolution.

α. Les nodules initiaux ne présentent aucune inflammation
appréciable, la peau à leur niveau est normale, sans rougeur,
sans pertuis, sans acumination.

β. D'autres, plus avancés, présentent une rougeur légère, leur
sommet légèrement jaune, ou blanc, leur donne l'apparence de
follicules pour les uns, de vésicule à paroi épaisse, à alvéole inflammatoire pour les autres.

δ. La peau enfin, ulcérée en certains points par l'ouverture
des petits abcès nodulaires précédents, présente des cicatrices
polymorphes, les unes blanchâtres avec pigmentation périphérique, la plupart dures, circulaires, présentent un cratère

central avec bords épaissis, indurés, cornés, analogues à des durillons.

On ne trouve pas aux pieds de tumeurs en évolution, mais seulement quelques cicatrices blanchâtres, étoilées, anciennes, siégeant surtout à l'extrémité antérieure des orteils et qui sont peut-être de même nature que les précédents.

A la face on note seulement la présence de deux petits nodules au début, occupant le bord libre de chacune des oreilles.

Nous n'avons trouvé au tronc ni nodules, ni cicatrices.

2º *Fonctionnel.* — *a)* Le malade n'accuse ni douleur, ni prurit.

b) La sensibilité tactile et thermique paraît normale au niveau des tumeurs.

c) Mais les mains sont en général froides, légèrement bleuâtres, engourdies, le malade les réchauffe difficilement ; la circulation y est, en somme, paresseuse.

3º *Évolution.* — L'affection dans son ensemble est à son stade de régression.

Nous n'avons pas assisté à l'éclosion de nouveaux nodules.

Ceux à leur période initiale que nous avons pu suivre ont évolué de façons différentes. Les uns en petit nombre (un ou deux) ont disparu par simple régression, par fonte graduelle. Les autres, en majorité, ont donné naissance ultérieurement à de petits abcès nodulaires contenant une gouttelette de pus, et qui, après ouverture, ont laissé de petites cicatrices cornées quelquefois cratériformes, en tout semblables à celles décrites plus haut.

Nous n'avons pas assisté à l'évolution complète d'une tumeur depuis son apparition dans le derme, jusqu'à la formation de la cicatrice, mais, au dire du malade, cette évolution serait complète en un mois, à six semaines, à deux ou même trois mois.

Obs. VIII. — Extraite du mémoire de MM. Tenneson, Leredde et Martinet. — *Sur un granulome innominé,* 1896.

Sara M..., 21 ans, employée de commerce, entrée le 5 décembre 1895, salle Gilbert, nº 15, service de M. Tenneson.

I. — *Antécédents*. -- Rien de précis sur les antécédents héréditaires.

Comme antécédents personnels :

Séborrhée du cuir chevelu et blépharite double remontant à une époque indéterminée.

Il y a trois ans, eczéma de la face, des oreilles et des membres.

Au mois de juin 1895, nouvelle poussée d'eczéma sur la face et sur les oreilles. L'eczéma persiste lors de l'entrée ; il est animé, suintant ; la guérison a été lente, comme cela a toujours lieu chez les sujets lymphatiques.

II. — *Examen général*. — Bouffissure et cyanose des extrémités.

Embonpoint. Apathie musculaire et intellectuelle.

Les autres manifestations classiques de la strume font défaut.

L'examen des viscères et celui de l'urine donnent des résultats négatifs.

III. — *Examen dermatologique*. -- Les nodules ont débuté avec l'eczéma au mois de juin 1895.

Ils naissent isolément à une, deux, ou trois semaines d'intervalle, sans réaction, sans douleur.

L'évolution de chacun dure un mois environ.

Les premiers ont apparu sur les genoux. Aujourd'hui ils sont disséminés en petit nombre sur toutes les régions, mais plus nombreux qu'ailleurs sur la face dorsale des mains et sur leurs bords. Nous avons pu suivre quelques uns de ces nodules depuis leur naissance jusqu'à leur terminaison.

Au début : tumeur dure, sphérique ou ellipsoïdale bien limitée, ayant au plus le volume d'un petit pois. Elle occupe le derme, fait une saillie légère et se déplace avec la peau. Celle-ci ne présente aucune modification apparente, ni rougeur, ni desquamation, ni ombilic central.

D'autres se ramollissent au centre et s'abcèdent. La petite tumeur toujours dure est alors plus saillante, cylindro-conique, de couleur rouge sombre ; elle est creusée d'une cavité centrale dont on fait sourdre une goutte de pus par la pression. L'ouverture de cette cavité forme ombilic au sommet du nodule, et peut être bouché par une croûtelle. (L'idée d'une folliculite se présente alors naturellement à l'esprit.) Puis la tumeur s'affaisse, la suppuration se tarit, il reste une petite cicatrice étoilée, bordée d'une aérole hémato-pigmentaire.

Celle-ci disparaît avec le temps, mais la petite cicatrice persiste ; et la peau est constellée par des cicatrices semblables.

Obs. IX. — *Folliculitis scrofulosorum*, par M. Du Castel. Communication faite à la *Société française de dermatologie et de syphiligraphie*, le 9 avril 1896.

La malade que j'ai l'honneur de présenter à la Société est âgée de 17 ans et demi et est entrée dans le service le 18 mars dernier.

Elle n'a aucun renseignement précis sur ses antécédents de famille. Elle sait seulement qu'ils étaient 12 enfants et que 7 d'entre eux sont morts. Elle a encore deux frères vivants et deux sœurs bien portantes.

Elle a été réglée à 16 ans et demi. Elle a eu la fièvre typhoïde à 12 ans. Il y a 6 mois elle a eu à la suite un érysipèle et une scarlatine. C'est à 14 ans qu'ont débuté les adénopathies cervicales qu'elle présente.

A plusieurs reprises ces adénopathies ont suppuré et on a été obligé de les ouvrir au bistouri. Elle a eu également une adénopathie axillaire droite qui s'est résolue spontanément ; à 14 ans et demi la malade vient à Paris où on se borne à inciser de temps à autres les abcès ganglionnaires.

On a prescrit également l'huile de foie de morue et l'iodure ; mais ce traitement n'a jamais été suivi sérieusement.

Les adénopathies ont toujours persisté donnant issue à du pus de temps à autre, se tarissant pendant quelques temps.

En août dernier, a débuté l'éruption pour laquelle la malade est venue consulter.

Cette éruption s'est constituée en trois ou quatre jours sur les jambes.

Les boutons étaient caractérisés, au dire de la malade, par de petits éléments rouges, quelques-uns surmontés d'un point blanc. A plusieurs reprises la malade a percé avec une petite épingle ces petits vésicules dont il s'est écoulé un liquide aqueux et purulent. Ces boutons perçaient spontanément dans le bain et étaient remplacés par une petite squame.

Actuellement, la malade présente des adénopathies dans les régions sous-axillaires et sous-mentales. Ces régions sont recouvertes de cicatrices chléloïdiennes, et de gommes tuberculeuses cutanées : à droite une fistule suppure en ce moment.

Aux membres supérieurs l'éruption occupe presque uniquement le côté de l'extension depuis le poignet jusqu'à l'épaule. A ce niveau, on voit des taches arrondies, violacées et livides, traces évidentes de lésions éteintes ; des papules de la grosseur d'un grain de millet, quelques-uns sont surmontées d'une petite croûtelle. D'autres sont entourées d'une très fine collerette.

Ces éléments sont disséminés sur la face postéro-externe du membre inférieur, isolés ou en petits groupes. La peau qui les sépare présente une teinte légèrement livide due à ce que chaque follicule pileux est entouré d'une légère zone rougeâtre.

On en voit également en certaines régions, principalement aux coudes, mélés aux éléments rouges, de petites cicatricules blanches, lisses, légèrement déprimées, et qui répondent aux éléments guéris.

Il existe également quelques éléments aigus caractérisés par de plus grosses papules acuminées recouvertes quelques-unes de petites pustules.

Aux membres inférieurs, l'éruption s'étend depuis les chevilles sur toute la jambe et la cuisse, et sur les fesses.

L'éruption a le même aspect.

Rien sur le corps, ni sur la face.

(Observation recueillie par M. Jacobson, interne du service.)

Obs. X. — *Folliclis.* — Hallopeau èt G. Bureau.

La nommée Marie M..., cartouchière, âgée de 35 ans, entre
le 22 octobre à l'hôpital Saint-Louis, salle Lugol, lit n° 23.

Pas d'antécédents héréditaires.

En 1885, M. Nicaise lui enleva un volumineux ganglion
suppuré de l'aisselle droite. Cette adénite s'est développée lentement et existait déjà depuis plus d'un an quand la malade se
décida à se faire opérer parce que cette tumeur était devenue
douloureuse.

Depuis un an environ, un nouveau ganglion est survenu sous
l'aisselle gauche.

C'est au printemps de l'année 1893 qu'apparut pour la première fois l'affection qui amène la malade à l'hôpital. Il se déve-
loppa d'abord sur la face dorsale des doigts, de petits boutons
qui, primitivement durs, augmentaient de volume, suppuraient à
leur sommet, se recouvraient d'une croûtelle et se desséchaient
finalement. Ils évoluaient par poussées successives, de nouveaux
éléments se forment incesssamment. Depuis cette époque, bien
que beaucoup plus abondante au printemps qu'en hiver, cette
éruption n'a jamais cessé de se produire au niveau des mains.
Au printemps de l'année suivante (1894), il y eut une forte
recrudescence de l'affection aux doigts, mais elle leur resta
encore localisée.

En 1895, au printemps encore, troisième poussée ; mais cette
fois, l'éruption s'étendait aux coudes, à la partie postéro-supé-
rieure des avant-bras, et à l'oreille gauche. Elle dura 4 mois
environ, puis cessa complètement, sauf toujours au niveau des
mains, laissant des cicatrices indélébiles. Enfin, cette année, vers
le mois de mai, quatrième poussée, plus intense encore que les
précédentes, puisque, en outre des sièges précédents, elle s'étendit
aux membres inférieurs. Les lésions ont toujours été plus accentuées du côté gauche que du côté droit.

État actuel. — Bien que d'apparence assez robuste, et disant ne pas tousser, cette femme présente cependant des signes manifestes d'induration du sommet droit. A ce niveau, surtout en arrière, la tonalité est plus élevée que du côté gauche, les vibrations sont augmentées, l'inspiration est diminuée, et l'expiration prolongée. Dans l'aisselle gauche, sous le bord externe du grand pectoral, on sent un ganglion du volume d'un œuf de pigeon ; ce ganglion est dur, mobile et non douloureux. Tous les autres organes paraissent sains.

Quant à l'éruption, au moment où nous voyons la malade, la poussée de cette année est déjà sur son déclin : néanmoins, il se développe encore quelques éléments nouveaux, et on voit des nodules d'âges différents, qui permettent parfaitement de suivre les différents stades de leur développement.

Description des éléments. — Les lésions débutent sous forme de petits nodules profonds ; de la dimension d'une tête d'épingle à un grain de millet. Ils sont durs, arrondis, intra-dermiques ; se laissant mobiliser avec les téguments sur les plans profonds, ne sont pas douloureux spontanément ou à la pression et ne donnent aucune sensation spéciale à la malade.

Les éléments évoluent lentement ; à mesure qu'ils augmentent de volume, ils proéminent davantage sur les téguments. Ils offrent alors une forme arrondie ou légèrement acuminée et atteignent en général les dimensions d'une petite lentille. L'épiderme se soulève à leur sommet ; il se forme une petite vésicule contenant un peu de liquide limpide ; dès ce moment, on aperçoit souvent au centre de l'élément un point plus foncé. Autour de la papule existe une légère zone inflammatoire, de couleur rose ou rouge, disparaissant sous la pression du doigt.

Plus tard, le liquide se trouble, devient franchement purulent, d'une belle couleur jaune, et le centre de l'élément s'ombilique ; la zone inflammatoire périphérique s'accroît, le nodule a, du reste, à ce moment, beaucoup augmenté de volume et atteint les dimensions d'un pois ; sa forme est arrondie ou légèrement ovalaire ; sa couleur varie du rouge clair au rouge foncé ; à son sommet se trouve la pustulette avec son ombilication centrale. Si, avec une aiguille, on perce la pustulette, on fait sourdre par pression une goutte de pus jaune, très épais ; et si, après avoir évacué ce pus; on enlève l'épiderme qui recouvrait la pustule, on met à nu une dépression cupuliforme, une petite cavité, une sorte de petit puits, pénétrant profondément dans le derme.

Si, au contraire, la lésion évolue spontanément, c'est-à-dire, sans ouverture de la pustulette, il ne tarde pas à se former à la surface une petite croûtelle centrale qui s'agrandit au fur et à mesure du dessèchement de la pustule et paraît comme formée de cercles concentriques. Dès que se forme la croûtelle, le nodule commence à s'affaisser, tout en persistant cependant encore sous forme de papules. La croûte est très adhérente au nodule desséché; elle se laisse difficilement enlever avec l'ongle; après l'avoir arrachée, on voit que sa face profonde en forme de cône pénétrait dans la petite dépression dont nous avons parlé plus haut. A mesure que le nodule s'aplatit: sa zone périphérique inflammatoire diminue.

Enfin, en dernier terme, la croûte tombe, et, à sa place, on trouve une cicatrice de forme arrondie ou ovalaire, déprimée, à bords nets, taillés à pic comme par un emporte-pièce. Cette cicatrice varie, comme dimension, d'un grain de millet à une lentille ; quelquefois elle est un peu plus étendue; elle est pigmentée, de couleur rouge brun ; elle présente parfois une teinte cuivrée et toujours entourée d'une auréole pigmentée. L'aspect de cette cicatrice rappelle un peu celui des cicatrices syphilitiques. Plus tard, la pigmentation s'atténue, jusqu'à disparaître complètement; c'est ainsi que les cicatrices de l'année dernière sont aujourd'hui complètement blanches ; sans pigment, mais toujours déprimées, et offrant souvent un petit point central plus foncé et plus excavé.

Chacun de ces éléments se développe assez lentement; et met environ un mois à un mois et demi à parcourir le cycle complet de son évolution. Ils évoluent par poussées successives, les uns étant complètement terminés, alors que d'autres apparaissent. Ils ne déterminent aucun phénomène subjectif chez les malades ; ni douleur, ni prurit, ni cuisson: au stade de pustulation seulement, ils sont légèrement douloureux à la pression.

Tous les éléments parcourent les différents stades que nous venons d'indiquer ; au dire de la malade, il n'arrive qu'extrêmement rarement que quelques-uns avortent avant la suppuration. Par contre, à la période de pustulation, si la pustule est ouverte accidentellement, il peut se faire à ce niveau une infection secondaire et se produire de véritables petits abcès ; comme il en existe actuellement un sur l'index gauche. Cette complication est très rare ; elle ne se serait produite que trois fois depuis le début de l'affection.

Répartition des lésions. — Elles sont disposées d'une façon presque absolument symétrique, localisées sur les côtés extenseurs des membres et principalement sur les membres supérieurs. Le reste du corps et de la face en sont indemnes, les oreilles excepté. Elles siègent surtout au niveau des articulations (coude, genou, poignet, articulations des phalanges). Elles sont beaucoup plus accusées du côté gauche que du côté droit. Réunis par groupes mais non agminés en placards, tous les éléments conservent leur individualité propre. Au niveau de ces groupes, on peut voir des nodules à toutes les périodes de leur évolution ; bien que ce qui domine actuellement, la poussée étant à son déclin, ce soient les nodules avec croûtes et les cicatrices.

Membres supérieurs. — *Membre supérieur gauche.* — Sur les faces externes et antérieures des bras existe une dizaine d'éléments isolés et disposés sans ordre. C'est cette année pour la première fois que l'éruption s'est développée sur les bras.

Ce sont surtout des cicatrices, quelques nodules cependant conservent encore leur croûtelle centrale.

Coude. — A ce niveau les éléments sont groupés à la face postérieure de l'articulation et au nombre de plusieurs centaines; mais ils sont tous extrêmemement avancés dans leur développement; on n'en voit aucun au début ou à l'état de pustule ; quelques-uns forment encore des nodules rouges, acuminés, re-

couverts d'une croûte. Ce qui domine ici, ce sont les cicatrices :
elles revêtent les caractères que nous avons indiqués précédemment, la plupart sont encore pigmentées ; il existe cependant une
quinzaine de cicatrices blanches, dépigmentées, vestiges de
l'éruption de l'année précédente.

Avant-bras. — Au niveau du tiers supérieur de la face postéro-externe de l'avant-bras, on voit un autre groupe d'une cin-
quantaine d'éléments dont un assez grand nombre, sous forme de
cicatrices blanches, avec point central foncé et plus déprimé. Sur
le bord externe du poignet existe un autre groupe, moins important comme nombre, mais dont les éléments sont encore
rouges, papuleux, et centrés par une croûtelle ; à ce niveau, on
trouve même un élément tout à fait au début, de la grosseur d'un
grain de millet, dur et enchâssé dans le derme.

Main. — Rien dans la paume de la main ; quelques éléments
sur le bord cubital et notamment près de l'articulation métacarpo-phalangienne de l'auriculaire, un petit nodule tout à fait au
début.

Doigt. — Sur le pouce, un nodule avec croûte au niveau de
l'articulation des phalanges. L'index est le plus atteint des doigts;
il présente une teinte violette, livide ; les éléments sont très
nombreux sur la face dorsale et son bord interne, ceux en activité siégeant surtout au niveau des articulations tandis que sur
les phalanges on voit plutôt des cicatrices.

Un élément pustuleux existe sur le bord de ce doigt et sur sa
phalangette, un autre, qui a été ouvert et infecté secondairement,
forme un petit abcès.

Le médius présente surtout des lésions anciennes.

L'annulaire est beaucoup moins atteint. L'auriculaire présente
près de l'ongle un élément pustuleux. Sur la face palmaire des
doigts, il existe un seul élément au niveau du petit doigt.

Membre supérieur droit. — Les lésions beaucoup moins
accentuées de ce côté présentent à peu près la même disposition ;
les éléments du coude et de la partie supérieure du bras sont
réunis en un seul groupe. Celui de l'extrémité inférieure de

l'avant-bras ne comprend qu'une dizaine d'éléments dont une cicatrice ancienne.

Sur les doigts, les lésions sont surtout accusées au pourtour des articulations ; au niveau de l'articulation métacarpo-phalangienne de l'index, on voit des éléments anciens entourés d'une colonne d'éléments nouveaux à l'état de nodules non suppurés.

Membres inférieurs. — Rien au niveau des cuisses.

Sur le genou gauche, les lésions sont groupées au-dessous de la rotule. Du côté droit, les lésions sont réunies au-devant de la rotule ; un élément séparé se trouve à la partie supérieure interne de la rotule ; elles sont toutes à la période de cicatrices pigmentées. A la partie postérieure de la jambe droite, on voit deux éléments isolés.

Pieds. — Sur le bord externe du pied gauche, deux petits nodules de la dimension d'un grain de millet et trois petites macules sur le côté interne du cou-de-pied ; sur la face interne du pied droit, quatre petits éléments à la période de vésicule avec aréole inflammatoire ; sur le bord externe, deux ou trois éléments anciens, et un élément à la face palmaire du quatrième orteil de ce pied.

Oreilles. — Sur l'hélix de l'oreille gauche existent deux cicatrices anciennes et sur l'anthélix six ou sept éléments récents. Deux petits nodules se trouvent également sur le bord de l'hélix de l'oreille droite.

Examen bactériologique. — Du pus de ces pustulettes ensemencé sur divers milieux n'a donné lieu à aucune culture.

Obs. XI. (Résumée.) — *Un cas de tuberculides disséminées à forme d'acné cachectique avec coexistence de folliclis et d'une gomme tuberculeuse,* par J. Darier.

B..., femme de 48 ans. Antécédents héréditaires tuberculeux très chargés. Son mari faible, toussant toujours, est mort à 52 ans d'une longue pleurésie, sueurs nocturnes, amaigrissement,

probablement tuberculeux. Elle-même, après une enfance chétive, avec gourmes et ganglions toujours engorgés, a été atteinte,
à 22 ans, de rhumatisme articulaire aigu. Depuis 1877, elle a eu
de nombreuses bronchites. En juin 1875 ont apparu des douleurs
vagues dans les articulations des membres inférieurs, surtout des
genoux et des cous-de-pied, et dans celles des doigts: les join-
tures se sont peu à peu tuméfiées et sont restées déformées. C'est
à cette époque, il y a 16 mois, qu'a également commencé l'éruption actuelle par des boutons durs, puis ulcérés, au bas de la
jambe gauche, puis à l'autre pied, aux deux genoux, sur les
poignets, les mains, enfin sur l'hypogastre et surtout le tronc.

Actuellement on se trouve en présence d'une femme profondément affaiblie, amaigrie et cachectique. La plupart de ses join-
tures sont atteintes de rhumatisme chronique déformant. Les
ganglions du cou, des aisselles sont tuméfiés ; ceux des aines
forment des paquets saillants de tumeurs dures et conglomérées.
La malade tousse et crache peu ; cependant on trouve de la matité au sommet droit avec gargouillement et timbre caverneux
de la voix et de la toux ; induration du sommet gauche.

Le tronc tout entier, à l'exception du haut de la poitrine en
avant, mais surtout au niveau de l'hypogastre et des flancs, est
couvert d'une irruption d'innombrables éléments qui, à première
vue, ressemblent à de l'acné, ou mieux à des syphilides cunéi-
formes. Les éléments sont d'âges très différents, les uns sont des
nodules intra-dermiques du volume d'une forte tête d'épingle,
d'autres des papules ou papulo-vésicules miliaires d'un rose terne,
quelques-unes de vraies pustulettes, ou des papulo-croûtes, ou
enfin des macules pigmentaires. La peau en est constellée. Sur
les membres l'éruption est un peu différente. Sur les deux genoux et sur le dos des pieds, sur les mains, les poignets et sur
les avant-bras, se voient des éléments plus gros pour la plupart,
commençant par des nodules sous-dermiques qui peuvent avorter
ou se transforment en pustules, lesquelles, après évacuation,
laissent une ulcération creuse, à bords violacés. Certains de ces
éléments que nous avons encadrés pour les surveiller spéciale-

ment sont restés presque au même stade pendant 5 semaines. Tous sont absolument indolents. Enfin, au bas de la jambe gauche, on voit une ulcération de la grandeur de l'ongle, entamant tout le derme, à bords déchiquetés et violacés, qui est la première des lésions cutanées ; elle a l'aspect d'une gomme tuberculeuse et ulcérée.

OBS. XII (Résumée). — *Tuberculides régionales du type folliclis,* par J. DARIER.

V..., homme de 32 ans ; a eu un frère mort de méningite ; a été atteint à 15 ans d'une pleurésie qui a duré une année ; depuis lors tousse toujours et s'enrhume facilement. Au sommet gauche, respiration saccadée, expiration prolongée. Il y a 7 ans, a eu un chancre qui, quoique non traité, n'a été suivi d'aucun accident spécifique.

Depuis son enfance, il a eu chaque hiver des engelures aux mains ; ses extrémités sont habituellement cyanosées et algides. Depuis ces 5 dernières années, il voit, au commencement de l'hiver sur la face dorsale des mains et des doigts, apparaître de petits nodules sous-dermiques, indolents, qui deviennent acuminés, ulcérant la peau en laissant écouler une gouttelette de pus. Il subsiste longtemps des taches qui disparaissent en été.

Cette année, l'éruption a débuté, il y a deux mois, par un nodule à la base de l'auriculaire gauche ; actuellement encore, il y a en ce point une surface indurée, un peu violacée, surmontée d'une croûte ; le pourtour desquame. Successivement, il en a paru une quinzaine d'autres qu'on retrouve sur les doigts et les mains sous forme de nodules intra-dermiques profonds ou de papules rosées ; quelques-unes présentent, au centre, un point purulent ou une ulcération putéiforme. Leur évolution est donc extrêmement lente et dure pour chacun plusieurs mois. Le malade présente en outre de la séborrhée du cuir chevelu et quelques taches d'eczéma séborrhéique sur le thorax et les bras.

Obs. XIII. — *Un cas de folliclis,* par M. Danlos.

Jeune fille de 14 ans, lymphatique, ayant présenté dans l'enfance des maux d'yeux et de l'engorgement des glandes cervicales, mais sans un signe de tuberculose. Une tante morte de la poitrine à 26 ans ; père et mère en parfaite santé. Début du mal il y a quelques mois, au commencement de septembre, peu après l'établissement des règles. L'affection occupe symétriquement les mains et les doigts qui sont hérissés (dos, paume, bords) de nodosités pisiformes indolores, sauf à la pression. Mêmes lésions symétriques très atténuées aux oreilles (bords libres) et aux pieds, rien aux coudes et aux genoux. Début sous la peau inaltérée par de petits nodules adhérents à la face profonde du derme ; plus tard la nodosité se rapproche de la surface et la plaie sus-jacente prend une teinte bleuâtre. A ce degré l'affection rappelle d'assez près l'érythème périno dont elle se distingue, outre la nodosité originelle, par sa saillie plus grande, sa limitation plus nette et l'absence de cuisson prurigineuse sous l'influence de la chaleur. Quelques nodules arrivés à cet état disparaissent par résorbtion sans laisser de traces ; sur le plus grand nombre, un point purulent se forme au sommet. Il est bientôt remplacé par une croûte que recouvre une ulcération cratériforme. Le processus se termine par la formation d'une cicatrice déprimée, lisse, arrondie, entourée d'une auréole pigmentaire.

Avant la période de suppuration les nodosités sont dépourvues de tout orifice visible.

Obs. XIV. — Hallopeau et G. Bureau.

Mme P..., 38 ans, vient à la consultation à l'hôpital Saint-Louis, le 7 novembre 1896.

Antécédents héréditaires. — Père mort à l'âge de 60 ans, probablement de tuberculose pulmonaire.

Antécédents personnels. — La malade a eu trois enfants dont l'aîné est mort de méningite.

Elle a été atteinte, il y a 3 ans, au-devant de l'aisselle droite, d'un abcès que l'on a incisé et qui a duré 3 mois ; on en voit la cicatrice sur la face antérieure du grand pectoral.

Elle est atteinte aussi depuis 5 ou 6 ans d'un eczéma de la lèvre supérieure qui est presque guéri actuellement.

C'est à la suite de grands chagrins qu'est survenue, pour la première fois, il y a 8 ans, l'affection pour laquelle la malade vient consulter aujourd'hui.

Tous les hivers, elle a des engelures, et même, parfois, ses mains sont tellement prises que la malade ne peut s'en servir. L'affection actuelle revient tous les hivers et commence en général dès les premiers froids.

Les mains sont froides et violacées. Il existe une asphyxie locale des extrémités. Sur les doigts on voit de petits nodules ressemblant tout à fait à ceux que nous avons décrits chez d'autres malades.

A la main droite, c'est surtout l'index qui est atteint, au niveau de l'articulation métacarpo-phalangienne ; on y trouve de tous petits nodules intra-dermiques, et à côté, de grands nodules, présentant dans leur partie centrale, soit une croûtelle, soit une dépression cupuliforme par suite de l'ouverture de la pustulette. Sur les autres doigts, on voit les mêmes éléments à différents âges.

Sur le petit doigt de la main gauche se trouve un petit nodule avec vésicule au centre. La face dorsale du doigt présente de nombreuses cicatrices blanches, vestiges des anciens nodules.

A la face palmaire du médius on voit un nodule en pleine activité.

Beaucoup de ces éléments ne parcouraient pas tous les stades de leur évolution, mais avorteraient dès le début.

L'année dernière, la malade a eu une poussée des mêmes éléments sur les pieds ; actuellement il n'y a qu'un seul nodule sur le petit orteil gauche.

L'examen du poumon révèle au sommet droit, surtout en avant, une respiration rude avec expiration prolongée.

Obs. XV. — Extraite du journal *Monatefte f. prak. Dermato-logie*, 1896. — Recueillie dans la clinique de Unna de Hambourg, par Adolf Spiegel.

Malade âgé de 23 ans, originaire de la Russie du Nord. Les parents vivent encore, et, si l'on excepte un état nerveux du père, sont bien portants. Des 13 sœurs qu'a eues le malade, 7 sont vivantes et ont toutes des adénopathies cervicales. Un frère est dans le même cas, le malade lui-même présente ces adénopathies. Trois des sœurs du malade sont mortes quelque temps après leur naissance, l'une d'une affection inconnue, la seconde d'une scarlatine et d'une coqueluche, la troisième de méningite.

Le malade n'a jamais été bien portant.

Tout jeune, il eut un écoulement d'oreilles ; à 8 ans, eut un rhumatisme articulaire qui le tint au lit deux ans. En 1890, le malade eut un chancre qui, d'après le médecin qui le soignait, fut un chancre mou. Il y a deux ans, pendant son service militaire, le malade, à cause de ses adénopathies, fit une cure de petit lait. Il prit en outre pendant un an du mercure et de l'iodure de potassium à fortes doses. Ces deux médicaments n'eurent aucune influence sur la marche de la maladie.

La maladie de la peau pour laquelle il vient nous consulter existe depuis 5 ans. Elle s'est montrée d'abord aux oreilles, ensuite aux pieds, plus tard sur les bras, et enfin a envahi tout le corps. On sent sous la peau de petits nodules de la grosseur d'un grain de poivre, durs, non adhérents aux parties voisines. Ces nodules peuvent rester ainsi quelque temps avant que la peau qui les recouvre devienne rouge. Plus tard, le tégument rougit et les nodules deviennent plus superficiels. Alors apparaît au centre de ces nodules une petite vésicule blanc jaunâtre qui ne tarde pas à se dessécher. Par le grattage, le malade se fait mal et la peau s'enflamme. Enfin, après quelque temps, quelquefois au bout de 8 mois, la lésion est complètement sèche et on voit alors une croûte brun rougeâtre qui tombe par couches stratifiées et après sa chute laisse une cicatrice d'abord d'une couleur sombre, devenant blanche en un mois environ.

Parfois le processus que nous venons de décrire peut mettre un an à évoluer.

ÉTAT ACTUEL. — Le malade est de taille moyenne, d'un embonpoint normal. Les muqueuses sont un peu hyperhémiées, pas de cyanose, un léger œdème de la peau. Adénopathies supra-claviculaires, cervicales et sous-maxillaires. A l'auscultation, léger affaiblissement du murmure respiratoire au sommet droit, dans le reste du poumon, gros râles secs.

Cœur. — La pointe du cœur bat au milieu de l'espace qui sépare le sternum du mamelon. Le ventricule droit est légèrement hypertrophié. Bruits nouveaux, seul, le deuxième bruit, est très accentué à l'orifice pulmonaire.

Dans l'urine, pas d'albumine, ni sucre, ni sang.

La recherche des bacilles dans les crachats est négative.

On observe des cicatrices, variant depuis la grandeur d'une tête d'épingle jusqu'à celle d'un pois ou même d'une noisette.

On en trouve sur les membres supérieurs et inférieurs, en particulier aux avant-bras, aussi bien du côté des extenseurs que du côté des fléchisseurs, au pourtour des aisselles. Quelques-unes se voient sur la face, surtout autour du nez et des oreilles ; d'autres sont disséminées sur le dos et la poitrine. Elles ont une teinte brunâtre, sont pigmentées, et paraissent brillantes ; et quelques-unes rappellent assez bien les cicatrices de la variole, mais en diffèrent par leur contour circulaire et régulier ; tandis que d'autres paraissent franchement excavées et comme taillées à l'emporte-pièce. Les cicatrices sont assez profondes, leur fond est uniforme. Elles sont entourées pour la plupart d'un cercle brunâtre pigmenté.

Çà et là, on trouve disséminées sur le corps, avec une prédilection assez marquée pour la face antérieure, de petites papules brunâtres.

Les unes présentent en leur centre une petite pustulette blanchâtre, les autres sont recouvertes d'une petite croûte jaunâtre.

Par le toucher, en passant le doigt sur la peau, surtout aux oreilles, aux avant-bras, au pourtour de l'articulation crurale on sent de petits nodules de la grosseur d'un pois, sous la peau normale, indolores et mobiles. A remarquer la symétrie des lésions, tant des papules en évolution que des cicatrices.

Obs. XVI. — *Lupus érythémateux avec spasmes psoriasiformes de la face et folliclis des mains,* par M. Du Castel.

Mme X... est âgée de 44 ans, sa santé habituelle est bonne; elle habite la campagne aux environs de Péronne (Somme) où elle est occupée aux travaux des champs. Une de ses sœurs est morte de tuberculose pulmonaire; un de ses enfants, âgé de 11 ans, est atteint d'adénite cervicale suppurée. La malade a eu six accouchements dans d'excellentes conditions; 5 de ses enfants sont encore vivants.

Il y a 8 ans, la malade a eu aux jambes une éruption érythémateuse qui s'effaça rapidement. A l'époque menstruelle suivante, la face et le cuir chevelu furent envahis par un érythème en placards avec sensation de brûlures, œdème diffus de la face. Il y avait en même temps une grande gêne de la déglutition. Depuis lors, la face est restée toujours malade, toujours rouge; mais la rougeur n'offre pas la même intensité, il y a succession irrégulière d'exacerbations et d'atténuations.

La malade avait eu, il y a 3 ans, un érysipèle avec une forte fièvre et délire. C'est à cette époque que sont apparues les croûtes qui persistent encore actuellement et qui recouvrent la presque totalité de la face et lui donnent un aspect particulier. Ce sont des croûtes épaisses, graisseuses, jaunâtres, assez régulières d'aspect, elles ont une forme rectangulaire, légèrement allongée, d'un bon centimètre dans leur plus grande longueur; elles sont séparées par des intervalles d'un millimètre environ ; leur adhérence à la plaie est très grande.

Leur disposition d'ensemble forme un carrelage régulier. Dans l'intervalle des croûtes, la peau est nettement cicatricielle par places, rouge vineux dans d'autres points. Les deux joues, le nez, le front sont envahis ; les deux oreilles sont recouvertes d'une peau cicatricielle. Sur le cuir chevelu, il existe un certain nombre de plaques cicatricielles, et des taches érythémateuses recouvertes de squames fines et adhérentes.

Les muqueuses buccale et nasale sont saines. Le dos des mains est parsemé de plaques érythémateuses avec squames adhérentes, de taches cicatricielles offrant le type net des lésions du lupus érythémateux du dos des mains. Ces lésions s'atténuent chaque été.

La paume des mains présente une lésion des plus intéressantes, elle est parsemée de taches cicatricielles et de plaques squameuses analogues à celles du dos des mains ; il y a en plus quelques petites nodosités inflammatoires incrustées dans le derme et rappelant les nodosités de la folliculite tuberculeuse dont la société a discuté la nature dans sa précédente séance, mais n'ayant pas actuellement de point nécrotique central.

Rien de particulier à noter dans le reste de la santé de la malade, qui ne paraît pas atteinte de tuberculose pulmonaire.

Obs. XVII. — *Un nouveau cas de folliculites disséminées prédominant aux mains et aux oreilles chez un sujet atteint de polyadénopathies tuberculeuses,* par M. G. Thibierge.

Il s'agit d'un homme de 40 ans, exerçant la profession de voyageur de commerce, qui est venu me consulter à la policlinique dermatologique de l'hôpital de la Pitié, pour des accidents nerveux semblant relever de la neurasthénie, et en outre pour des lésions cutanées sur laquelle je désire appeler votre attention.

Il présente sur la face dorsale des mains, principalement au voisinage des articulations métacarpo-phalangiennes, vers le bord interne de la main et au niveau du deuxième métacarpien, ainsi que sur la face dorsale et les bords latéraux des 4 derniers doigts et sur la face palmaire de l'auriculaire droit, des lésions caractérisées de la façon suivante à leurs différents stades dont on trouve actuellement tous les spécimens; au début, et ce stade peut être étudié sur deux éléments apparus depuis deux jours sur la main droite, il se forme une petite saillie rouge clair, centrée par une pustulette acuminée, saillie du volume d'une grosse tête d'épingle en verre, de consistance ferme.

Au bout de quelques jours, la saillie devient un peu violacée, sa consistance est plus ferme. Elle représente alors un grain de plomb enchâssé dans le derme; la pustule s'élargit légèrement et en même temps s'aplatit, donnant à certains éléments un aspect qui rappelle celui d'une vésicule herpétique suppurée. Plus tard encore la pustule se rompt, elle est remplacée par une croûtelle brune, assez adhérente, autour de laquelle la saillie d'une précédemment décrite forme une sorte de cratère de consistance ferme, fibreuse. Enfin le dernier terme de la lésion est constitué par une cicatrice régulièrement arrondie, légèrement déprimée, rappelant celle de l'acné nécrotique, d'abord entourée d'une zone rougeâtre ou légèrement pigmentée, finalement blanche. Au dire du malade, l'évolution des éléments, jusqu'à la formation de la cicatrice, dure un mois.

Les mains sont le siège d'une assez notable congestion passive avec algidité.

Les avant-bras ne présentent aucune lésion analogue à celles des mains. A la partie postérieure des coudes, on voit quelques éléments analogues à ceux des mains, mais plus aplatis, à contours moins bien délimités, de consistance moins ferme et constitués surtout par une croûtelle grisâtre ou brunâtre, entourée d'une zone rouge bleuâtre.

Les pieds ne sont le siège d'aucune lésion et ne présentent pas de trace d'asphyxie locale.

A la partie externe de la région poplitée gauche, 6 ou 7 éléments dont deux seulement sont en activité et constitués par une pustule de la grosseur d'une tête d'épingle en verre reposant sur une base rouge et légèrement infiltrée, tandis que les autres ne sont plus représentés que par une cicatrice légèrement déprimée et fortement pigmentée.

Un élément pustuleux au-devant de la rotule gauche.

Aux fesses, un certain nombre d'éléments rouges, saillants, infiltrés, quelques-uns centrés par une pustulette très nette ; ces éléments mesurent la largeur d'une grosse lentille.

Dans le dos, au milieu de cicatrices d'acné anciennes, de comédons et de pustules acnéiques peu développées et à base non infiltrée, on voit 5 ou 6 éléments ayant le même aspect que ceux des fesses.

Les oreilles offrent sur toute l'étendue de l'ourlet, principalement à son bord interne, et à la partie externe de la conque, un nombre considérable d'éléments analogues à ceux des mains ; ici, cependant, le processus pustuleux est moins net, et, sur un certain nombre d'éléments, il semble faire défaut, ceux-ci étant constitués, en apparence, uniquement par une saillie rouge, arrondie, semblable à celle d'un grain de plomb ; un très petit nombre d'entre eux sont centrés par une pustulette ; à ces éléments sont entremêlées un certain nombre de petites cicatrices déprimées.

Les lésions cutanées que je viens de décrire auraient débuté par les oreilles en 1870 ; à cette époque, le malade a eu les oreilles gelées, et depuis lors, il aurait eu constamment à ce niveau des lésions semblables à celles que nous constatons aujourd'hui ; depuis la même époque, le moindre frottement au niveau des oreilles est douloureux ; cette sensation pénible est plus prononcée en hiver qu'en été.

Quant aux mains et aux genoux, seules régions où le malade eut remarqué l'éruption, ils n'ont commencé à être atteints qu'au mois de juillet dernier, et, jusque-là, n'avaient jamais été le siège d'engelures.

Depuis 1893, le malade est atteint d'adénopathies de l'aisselle droite et de la partie latérale droite du cou.

Dans ces deux régions, on constate l'existence de nombreux ganglions volumineux, non suppurés, présentant tout l'aspect de la forme pseudo-lymphadénique de la tuberculose ganglionnaire.

Il ne présente, à la percussion et à l'auscultation, aucun signe de tuberculose pulmonaire.

C'est un homme grand, dont les doigts et les orteils, rappelant ceux des acromégaliques, semblent presque appartenir à un géant.

Au milieu d'antécédents morbides assez complexes, il convient de signaler une syphilis remontant à 12 ans, qui a donné lieu à la production de gommes précoces et pour laquelle le malade, quelque peu syphilophobe, a suivi à plusieurs reprises des traitements iodurés. Au mois de juillet dernier, peu avant l'éruption des lésions cutanées aux mains, il venait de subir 8 injections de biiodure de mercure.

Obs. XVIII. — Communication faite à la *Société française de dermatologie et de syphiligraphie,* le 14 janvier 1897, par M. le Dr Brocq.

Nouveau fait pour servir à l'histoire des tuberculides.

La malade est une jeune fille de 20 ans, jusqu'alors bien portante, sans antécédents de tuberculose dans sa famille, ayant eu pendant son enfance beaucoup d'engelures aux mains, et en ayant encore aux pieds ; on constate, chez elle, les lésions de début de l'angiokératome sous forme de points télangiestasiques aux oreilles, aux mains et aux pieds.

Elle a une kératose pilaire accentuée des membres et de l'asphyxie locale des extrémités. L'auscultation ne révèle rien d'anormal ni du côté du cœur, ni du côté des poumons, mais elle a d'assez nombreux ganglions cervicaux dont elle ne s'était d'ailleurs jamais aperçue, et elle a maigri depuis quelques mois.

Il y a 6 mois environ, sans aucune cause appréciable, elle a vu survenir brusquement sur le nez une éruption analogue à celle qu'elle présente en ce moment ; puis, après quelques semaines, la guérison se produisit sans la moindre intervention médicale.

Il y a environ 6 semaines, toujours sans cause appréciable, elle a vu survenir, mais avec une réelle intensité, une deuxième éruption qu'elle présentait dans toute sa violence il y a 8 jours, lorsque nous l'avons vue pour la première fois.

L'élément éruptif initial est un petit élément papulo-pustuleux, d'abord assez nettement inflammatoire, d'un rose assez vif, donnant aux doigts une sensation d'infiltration ; puis, assez rapidement, la rougeur devient plus sombre, plus livide ; elle tend à s'effacer ; il se forme au centre une croûtelle arrondie, de la grosseur d'une tête d'épingle, assez adhérente : quand on l'enlève, on trouve au-dessous le derme d'un rouge vif, ou un peu sombre, et au centre, une toute petite dépression.

Ces éléments sont discrets, isolés ou agminés, et dans ce cas, ils forment par confluence des plaques irrégulières, arrondies, ovalaires, des traînées plus ou moins droites ou incurvées. Ces traînées ou ces plaques que l'on observe aux mains et aux doigts, face dorsale et surtout face palmaire, ont une teinte d'un rouge un peu livide ou brunâtre ; leur surface est irrégulière, déchiquetée, un peu hyperkératosique et leur aspect rappelle dans son ensemble le lupus érythémateux.

Les localisations de ces lésions sont les suivantes: le cuir chevelu où elles se trouvent circonscrites en deux groupes, au niveau desquels la peau est d'un rouge assez vif, déchiquetée, déprimée, alopécrique qu'offre absolument l'aspect de plaques d'un lupus érythémateux, je mets au défi quiconque ne verrait que ces lésions de faire un diagnostic ; les oreilles où elles occupent la partie inférieure de la conque et le lobule, il y a en ces points beaucoup de télangiectasies ; le nez où elles ne forment qu'une plaque minuscule ; les pommettes où elles constituent deux groupes des plus remarquables de 3 à 4 centimètres au moins de diamètre et où les éléments initiaux sont les uns discrets, les autres confluents ; le coude gauche où l'on ne trouve que quelques cicatricules assez superficielles consécutives à trois ou quatre éléments discrets qui ont déjà évolué ; les deux mains qui sont surtout prises. Comme nous venons de le dire, au niveau des doigts, surtout vers leur face palmaire, les jambes où l'on note de simples rougeurs érythémateuses ; enfin, les pieds dont la face dorsale, les faces latérales et plantaires sont criblées de points télangiectasiques.

Obs. XIX. — Hallopeau et G. Bureau.

François D..., âgé de 35 ans, entre à l'hôpital Saint-Louis, pavillon Bazin, lit n° 52, le 21 décembre 1896.

Une de ses sœurs est morte de méningite.

Il a été sujet aux maux d'yeux pendant son enfance ; à partir de l'âge de dix ans, il a eu, au cou, des glandes qui n'ont jamais complètement disparu depuis ; vers la même époque, il reçut un corps étranger dans l'œil gauche, amenant une opacité de la cornée qui a beaucoup compromis la vue de ce côté.

Au mois de janvier 1896, les ganglions du cou augmentèrent de volume, plusieurs s'ulcérèrent et, depuis, un certain nombre ont toujours continué à suppurer.

C'est il y a deux mois qu'apparut pour la première fois l'éruption pour laquelle le malade vient consulter aujourd'hui ; elle débute par la face antéro-interne des cuisses sous forme de petits éléments rouges, acuminés, avec suppuration centrale, ne déterminant aucune sensation spéciale au malade ; depuis quinze jours, l'éruption s'est répandue sur la plus grande partie du corps.

Le malade n'a jamais été sujet aux engelures, et l'on ne constate pas chez lui d'asphyxie locale ou de troubles circulatoires des extrémités.

État actuel. — Cet homme présente une adénopathie sous-maxillaire extrêmement prononcée. Du côté droit, on aperçoit deux cicatrices anciennes et l'on sent de nombreux ganglions dont deux très volumineux ; à gauche, les lésions sont encore plus accentuées ; il existe de ce côté, toute une zone, parallèle au maxillaire inférieur, où les tissus sont rouges, épaissis, infiltrés et parsemés d'orifices par lesquels s'écoule un pus granuleux, blanchâtre, provenant de ganglions suppurés, dans la région de la nuque existent également de nombreux ganglions, mais on ne constate pas d'adénopathies axillaires ni inguinales.

L'éruption que présente ce malade est généralisée sur tout le corps ; cependant elle est beaucoup plus abondante sur les membres que sur le tronc.

Elle est formée d'éléments qui débutent sous forme d'une petite papule, légèrement saillante, acuminée, de la dimension d'une fine tête d'épingle, de couleur rouge pâle ou rosée et présentant bientôt à son sommet un petit soulèvement épidermique ; une petite vésico-pustule à contenu jaunâtre.

Se développant profondément dans le derme, ces éléments, à mesure qu'ils augmentent de volume, prennent une coloration plus foncée ; ils deviennent rouge vif, ou même violets, de teinte livide, surtout aux membres inférieurs ; ils forment alors une notable saillie au-dessus de la peau, rappelant un peu l'aspect de l'acné et pouvant atteindre la dimension d'un gros pois. A leur sommet existe une pustule contenant une goutte de pus jaunâtre et dont la surface présente à la partie centrale une petite dépression, une sorte d'ombilication.

Autour de la papule rouge foncé, existe toute une zone assez large, érythémateuse. Lorsque la pustulette commence à se dessécher, si l'on vient à l'ouvrir, on met à nu une dépression profonde, une sorte de petits cratères à bords taillés à pic, pénétrant d'environ deux millimètres dans le derme et donnant issue à un peu de sang. A mesure que se fait la dessiccation, une croûtelle mince, jaunâtre, se forme au niveau de la pustule, en même temps que se fait une légère desquamation sur toute la superficie de la papule. Après la dessication complète, les éléments conservent leur teinte rouge intense. Lorsque la croûte est tombée, on voit une cicatrice profonde, déprimée, à bords taillés à pic, comme à l'emporte-pièce, de forme arrondie ou ovalaire, pigmentée, brunâtré, et entourée elle-même d'une zone de pigmentation.

Ces cicatrices sont variables comme dimension suivant le développement qu'avait pris l'élément qui leur a donné naissance.

Cette éruption est formée en grande partie d'éléments isolés, disposés sans ordre ; cependant en certains endroits, notamment au niveau des poignets et des genoux, ils se réunissent de façon à former des groupes conglomérés, de un à deux centimètres de diamètre, à contours extrêmement irréguliers. Ces placards, surélevés au-dessus de la peau saine, présentent une teinte rouge foncé analogue à celle des éléments isolés ; ils sont légèrement indurés et offrent parfois l'aspect d'une tuberculose verruqueuse.

Suivant l'âge de la lésion, la surface de ces plaques présente, soit un certain nombre de pustulettes, soit des croûtelles, soit des cicatrices déprimées, taillées à pic ; reposant sur une tache pigmentée, certaines d'entre elles présentent des cicatrices dans leur partie centrale, tandis qu'à leur périphérie existe toute une zone d'éléments encore en pleine activité.

Cette éruption n'est ni prurigineuse, ni douloureuse ; ce n'est qu'à cause de sa localisation aux pieds que le malade a dû interrompre son travail.

Répartition des lésions. — Les lésions sont disposées d'une façon symétrique presque absolue.

Membre supérieur droit. — Sur le bras, les éléments, rares à la face interne, sont plus nombreux à la face externe, et deviennent beaucoup plus abondants au niveau du coude ; le pli du coude en est complètement dépourvu.

Sur l'avant-bras, l'éruption est plus accentuée à la face externe qu'à la face interne. Sur le bord interne de l'avant-bras, au-dessus du poignet, se trouve un petit placard d'éléments agminés, formant une plaque allongée, irrégulièrement ovalaire, d'environ un centimètre et demi de long, surélevée, indurée, de couleur rouge foncé.

Sur la face de la main, près de son bord cubital, on trouve un élément guéri et deux autres en pleine activité ; il en existe également deux sur l'index, et l'on voit un certain nombre de cicatrices anciennes, blanches, dépigmentées sur les autres doigts.

Rien à la face palmaire. Ces éléments de la main rappellent tout à fait les éléments de folliclis de la même région.

Membre supérieur gauche. — Les lésions y sont identiques aux précédentes ; il existe sur le bord cubital de l'avant-bras un placard symétrique à celui du côté opposé.

En dehors des éléments semblables à ceux que nous avons décrits plus haut, on en voit sur ces membres un certain nombre d'autres qui restent beaucoup plus petits, mais n'en laissent pas moins à leur suite de petites cicatrices déprimées, punctiformes.

Membre inférieur droit. — Sur la cuisse, l'éruption est très abondante et on aperçoit une quantité considérable de cicatrices taillées à l'emporte-pièce, les unes pigmentées, les autres blanches, d'autres enfin dépigmentées, mais entourées encore d'une zone de pigment. Dans la région du genou, la plupart des éléments sont réunis pour former des plaques ; c'est dans cette région que les éléments agminés sont le plus nombreux ; il se forme des placards à contours extrêmement irréguliers, pouvant atteindre deux centimètres de dimension en moyenne ; leur couleur est rouge foncé ; un certain nombre d'entre eux sont guéris et ne présentent plus que des cicatrices déprimées reposant sur un fond livide. L'éruption a respecté le creux poplité. A la jambe elle est très peu abondante, surtout à la partie moyenne ; sur le pied, au contraire, elle est extrêmement prononcée.

Au niveau de sa face dorsale, dans la région tarso-métatarsienne, les éléments très nombreux, quoiqu'un peu irrégulièrement distribués, semblent cependant former des lignes concentriques allant du bord externe du pied vers l'interne ; ils s'étendent également sur les deux malléoles et à la face postérieure du pied au niveau du tendon d'Achille.

On trouve des éléments de tout âge et de toute dimension, les uns, au début, sont acuminés et présentent une pustulette centrale ; les autres, plus considérables, atteignent le volume d'un pois et davantage ; les uns sont isolés, les autres agminés ; certains présentent encore leur pustule ; sur d'autres, la croûte a été enlevée et laisse voir l'excavation centrale ; enfin au milieu de tous les éléments en pleine activité, se trouve une quantité de cicatrices pigmentées, déprimées, profondes, taillées à pic, variant comme dimensions d'une tête d'épingle à une lentille et même plus ; les plus grandes présentent parfois un bord polycyclique résultant de la fusion de plusieurs nodules.

Aucun élément à la plante du pied.

Membre inférieur gauche. — La répartition et l'aspect des lésions y sont très analogues ; sur la face dorsale du 2ᵉ orteil on voit deux nodules et un sur la face dorsale du 4ᵉ ; il en existe aussi quelques-uns sur le bord interne du pied et un à la face plantaire.

Tronc. — Le thorax est à peu près indemne aussi bien en avant qu'en arrière et sur les côtés. Sur l'abdomen, les éléments, assez nombreux, sont en général isolés ; à l'entrée de la malade, ils remontaient à peu près jusqu'au niveau d'une ligne passant par l'ombilic ; depuis ils ont augmenté et s'étendent maintenant jusqu'aux fausses côtes. En arrière, l'éruption très abondante au niveau des fesses remonte jusqu'à la partie supérieure de la région lombaire ; elle est surtout accentuée sur les côtés ; il n'y a pas d'éléments sur la ligne médiane. Sur la verge, on voit également un certain nombre de cicatrices excavées, et, sur le gland, à côté de cicatrices anciennes, très profondément déformées, existent actuellement deux nodules suppurés.

Tête. — Rien à la face, au cou, ni dans le cuir chevelu ; aucune éruption dans la bouche.

État général. — Le malade paraît un peu affaibli, déprimé. Rien de particulier dans les différents organes. Pas de toux et rien à l'auscultation.

Obs. XX (Résumée). — *Sur une forme papulo-érythémateuse de tuberculides*, par MM. Hallopeau et Laffitte.

Adèle B..., 33 ans, ménagère, a été atteinte d'une pleurésie du côté droit, il y a 6 ans et demi. Elle a depuis quelque temps une petite toux sèche, sans hémoptysies. Elle a eu quatre enfants, dont trois sont vivants, mais fort chétifs.

État actuel (1er juin 1897). — Au côté droit, qui a été le siège de la pleurésie, la respiration est obscure, surtout au sommet du poumon.

Il y a, dans l'aisselle droite, un ganglion mobile, gros comme une noix, subsistant depuis plusieurs années; quelques petits ganglions l'entourent.

Au-devant du muscle sterno-mastoïdien du même côté, on sent plusieurs ganglions durs, gros comme des haricots.

Face et tronc. — Ce qui frappe d'abord à l'aspect de cette femme, c'est l'éruption acnéiforme qui lui couvre tout le visage depuis 4 mois.

Cette région est uniformément rouge, et, sur ce fond rouge, se voit un semis très confluent d'éléments papulo-tuberculeux, gros comme une tête d'épingle. Cette éruption n'est pas prurigineuse.

Au-devant du cou la peau est normale, mais à la partie supérieure du sterno-mastoïdien, on voit, de chaque côté, une série de trois tubercules en ligne verticale, formant des saillies arrondies, dont les plus volumineuses atteignent les dimensions d'un gros pois et qui pénètrent profondément dans le derme. A leur périphérie, on remarque un semis de nodules semblables, mais plus petits.

A la partie postérieure du cou, des tubercules semblables à ceux qui viennent d'être décrits forment, par leur confluence, trois placards d'un rouge vif, echelonnés de haut en bas.

Le supérieur et le plus grand est transversalement situé et contourné grossièrement en forme d'S. Il mesure 5 centimètres de long et 2 centimètres de haut, et paraît constitué par la confluence de 3 ou 4 placards initiaux. Lisse et un peu déprimé au centre, ce grand placard présente un contour nettement dessiné par une large couronne de tubercules érythémateux, indurés, saillants, et s'affaissant sous la pression du doigt.

Les autres placards, situés au-dessous, sont à peu près circulaires et plus petits, leur surface égale à peine à celle d'une pièce de 1 franc. Ils sont lisses, déprimés à leur centre, et limités par des tubercules saillants, volumineux, confluents et indurés.

Enfin, autour de ces placards et dans leur voisinage, il y a un léger semis d'éléments papulo-tuberculeux, de la grosseur d'un grain de chènevis ou d'un grain de millet.

Au-devant de la poitrine, on voit aussi quelques éléments rouges, acuminés, indurés, du volume d'un grain de chènevis, avec une croûtelle au centre.

Mêmes éléments, en petit nombre, sous le sein gauche.

Membres. — Aux coudes, aux avant-bras, on observe des lésions de folliclis. Elles se composent, sur chaque membre, d'une dizaine de nodules du volume d'une grosse tête d'épingle, durs, indolores, et surmontés d'une petite croûte. Quelques éléments semblables sont disséminés sur le dos des premières phalanges des mains.

Cette poussée est récente. La malade dit en avoir eu de pareilles chaque année, depuis l'âge de 18 ans ; et l'on remarque en effet sur les avant-bras d'assez nombreuses cicatrices blanches et petites, stigmates de ces précédentes poussées.

Aux membres inférieurs ces nodules croûteux ne se voient qu'aux genoux et au nombre de 4 ou 5 de chaque côté. Au genou droit, l'un d'eux s'est infecté et suppure, ce qui a provoqué une adénopathie douloureuse dans le triangle de Scarpa.

Obs. XXI. — *Folliclis.* — Communiquée le 20 juillet 1898 à la *Société française de dermatologie et de syphiligraphie,* par M. Barthélemy.

Il s'agit d'un cuisinier âgé de 33 ans, qui vit relativement sobrement, mais qui est sujet aux cauchemars, est agité et parle haut pendant son sommeil.

Cet homme est pâle, maigre, nerveux, souffre de poussées fréquentes et douloureuses d'aphtes, depuis 10 ans; il présente un clapotage très marqué de l'estomac. Il est essoufflé facilement et a de fréquentes palpitations, bien que le cœur et les poumons soient sains. Il a eu beaucoup de furoncles pendant son enfance. Pelade il y a 3 ans.

Depuis 10 ans, il a des boutons disséminés sur tout le corps, mais surtout aux membres et notamment aux jambes : « Il en a plus ou moins, mais il n'a jamais été un jour sans en avoir ».

Ce ne sont ni des furoncles, ni des acnés, ni des ecthymas; ce sont des pustules à base assez épaisse, nullement groupées, disséminées sur tout le corps, voire à la face et au cuir chevelu. Elles sont nées dans l'épaisseur et nullement précédées de nodosités sous-cutanées.

Il y a rougeur, cuisson, petite induration, puis saillie légère; enfin, apparition d'une vésicule à tête blanche d'où l'on peut faire sourdre une gouttelette de sérosité purulente. A ce moment la lésion est de la largeur d'une lentille, limitée par une zone rose au niveau de laquelle la peau est un peu épaissie, un peu tuméfiée, un peu douloureuse.

Bientôt la pustule se constitue plus nettement, et au bout d'une quinzaine, la croûte plate, très brune, commence à se détacher.

Vers le 20e jour, elle tombe, sèche, mince, superficielle, très brune, et laisse voir une cicatrice arrondie en forme de lentille, lisse mais déprimée, faite comme à l'emporte-pièce, avec dépression marquée surtout au centre, blanche sur le haut du corps, très pigmentée aux membres inférieurs.

Le corps porte ainsi plus de 150 cicatrices et menace d'en être tout criblé à cause de la répétition incessante et de la chronicité persistante des boutons; ce sont là les raisons qui décident le malade à aller consulter, surtout parce que, à cause de son métier, il redoute l'apparition de ces boutons suivis de cicatrices à la face et au cuir chevelu. Les cheveux sont noirs, fins, abondants; adénopathies rétro-cervicales bilatérales; pas de syphilis; rien à noter aux dents, gencives, voile du palais, gorge, etc. Intertrigo érythrasmique gauche.

Au moment de l'examen, on constate seulement quelques éléments en voie d'activité ancienne ou récente: 5 au coude gauche, 4 à la jambe gauche, 5 à la jambe droite; chacun est muni de sa croûtelle, la plupart l'ont sèche, mince, plate, noire, et datent d'une quinzaine de jours. Toutes sont indolentes. Une seule offre un certain degré d'acuité, date de 8 jours environ et siège au mollet droit. D'une manière générale le côté droit a toujours été plus atteint que l'autre.

Obs. XXII. — (Cette observation n'est que la suite de l'observation IX.) — *Thèse,* Beauprez, 1898.

Le 18 mars 1898 entre à l'hôpital Broca, dans le service de M. Brocq, salle Vidal, la nommée T..., domestique, âgée de 19 ans 1/2.

Cette malade nous dit avoir été soignée en 1896 à l'hôpital Saint-Louis dans le service de M. Du Castel, qui l'a présentée le 9 avril 1896 à la *Société de dermatologie et de syphiligraphie* comme type Folliculitis scrofulosorum.

(L'histoire de la malade étant exposée à l'obs. IX, nous ne reviendrons pas sur ses antécédents. Nous prendrons la malade à sa sortie de l'hôpital Saint-Louis.)

Depuis sa sortie de l'hôpital Saint-Louis, la malade n'a jamais été sans présenter des lésions de folliclis. L'éruption a persisté, moins intense, il est vrai, que pendant son séjour dans le service de M. Du Castel, et elle n'a jamais complètement disparu.

Néanmoins, la malade, à cause du petit nombre de lésions qu'elle portait, s'était considérée comme guérie pendant environ 6 mois, lorsque, au mois d'avril 1897, l'éruption se montrait de nouveau, plus intense que la première fois.

Elle était formée des mêmes éléments, était confluente aux membres inférieurs, plus discrète aux membres supérieurs. L'éruption avait son maximum d'intensité au niveau de la partie antérieure des membres inférieurs ainsi qu'aux plis articulaires. La face postérieure des membres supérieurs présentait également un assez grand nombre de lésions. En somme, l'éruption, comme la première fois, occupait surtout le côté de l'extension.

Cette éruption était constituée au début par de petits éléments papuleux, rougeâtres à la périphérie, et présentant à leur centre une petite pustule. Cette pustule se crevait et laissait à sa place une ulcération qui se recouvrait d'une croûtelle. La périphérie prenait alors une teinte violacée, la papule s'affaissait, la croûte tombait en laissant une cicatrice rougeâtre qui blanchissait par la suite.

Au tiers inférieur de la face antérieure de la jambe droite, sur le tibia, on pouvait remarquer à l'entrée de la malade à l'hôpital la réunion de trois ou quatre de ces éléments qui s'étaient ulcérés, donnant ainsi l'aspect d'une ulcération scrofulo-tuberculeuse.

Le tronc était à peu près indemne ; on n'y trouvait que quelques éléments isolés. La face ne portait pas de lésions.

Les adénopathies avaient persisté donnant encore parfois issue à un peu de pus. Outre ces lésions la malade présentait des cicatrices anciennes, rappelant la première éruption. La malade paraissait anémiée et affaiblie.

Obs. XXIII. — *Folliclis.* — Prise dans le service du Dr Brocq, à l'hôpital Broca-Pascal, par L. Beauprez (*Thèse,* Beauprez, 1898).

M... Louise, 40 ans, cuisinière, salle Vidal, n° 2. Pas d'antécédents personnels ni héréditaires. A noter seulement des adénopathies cervicales suppurées dans l'adolescence. On en voit les cicatrices. Pas d'antécédents syphilitiques.

L'affection a débuté il y a dix ans par une éruption analogue à celle qui existe actuellement. Cette éruption a duré quelques mois, puis a disparu. Deux ans après, seconde éruption analogue à la première, même durée, même terminaison. Deux ans après cette seconde poussée, troisième éruption qui dure 3 à 4 mois, puis intervalle de repos complet pendant deux ans, suivi d'une poussée, en tout semblable aux précédentes. Enfin, en décembre 1897, 2 ans après la quatrième poussée, cinquième éruption pour laquelle la malade entre à l'hôpital. Dans l'intervalle des poussées, la malade n'a aucune lésion de folliclis et n'a présenté que les cicatrices laissées par les éruptions précédentes.

A son entrée à l'hôpital, la malade présente des ganglions multiples durs, au cou et dans les aisselles. On trouve deux ganglions rétro-maxillaires, symétriques, suppurés. Ces ganglions, nous dit la malade, ont grossi avec chaque poussée de folliclis. Cicatrices d'adénopathies cervicales, dites scrofuleuses. Lésions tuberculeuses peu avancées aux sommets des poumons. Varices des jambes. Fibrome utérin.

L'éruption a envahi de préférence les membres inférieurs. Elle n'a touché que légèrement les membres supérieurs, a respecté le tronc et la face, et présente des localisations symétriques.

Sur les jambes, l'éruption est constituée par des nodules rouges, circulaires, de la grandeur environ d'une pièce de 20 centimes, limitée à la périphérie par un liseré épidermique décollé. Ils présentent à leur centre un pertuis, sorte de petit cratère excavé, comme taillé à l'emporte-pièce, s'enfonçant dans la profondeur. Ce petit puits est entouré d'une zone d'infiltration profonde, ce qui donne à la lésion l'aspect d'une gomme cutanée.

Les éléments tout entiers reposent sur un base rose et infiltrée. Ils débutent par une tache rouge, légèrement papuleuse, avec un point blanc central donnant naissance à une pustulette qui s'agrandit et crève en laissant à sa place le cratère dont nous venons de parler. Ce dernier se recouvre bientôt d'une croûtelle qui ne tarde pas à tomber, et après leur évolution ces lésions laissent une cicatrice pigmentée, avec un point central plus brun, violacé, déprimé. Ces éléments sont disséminés sur les deux jambes, quelquefois ils revêtent l'aspect d'un bourrelet rougeâtre autour d'un ulcère suppurant. Les lésions sont toujours nettement arrondies et le liseré épidermique est constant.

A la plante des pieds et à la face plantaire des orteils, on voit quelques éléments entourés par un épiderme soulevé, et dont le décollement va quelquefois très loin de la lésion.

Sur les fesses, éruption multiple ayant l'aspect d'éruption acnéique. A la face palmaire des doigts les lésions présentent le même aspect qu'à la face plantaire des pieds. Sur leur face dorsale, on voit des cicatrices et quelques éléments en voie de guérison. Ces lésions présentent encore le cratère central, presque comblé, et entouré de tissu cicatriciel rouge.

Comme nous l'avons dit, les lésions sont bilatérales et symétriques. Il n'y en a pas sur le tronc ni sur la face. Celle-ci est acnéique et télangiectasique (joues et nez).

L'éruption actuelle dure depuis 2 mois, et voilà 10 ans que la malade présente, tous les deux ans, des éruptions semblables. Les lésions sont indolores; toutefois, la pression réveille une certaine douleur. La malade présente aussi quelquefois des fluxions douloureuses des articulations coïncidant parfois avec les poussées de folliclis.

Obs. XXIV. — *Tuberculides cutanées.* — Méneau, — *in Journal des maladies cutanées et syphilitiques.* Avril 1898 (Résumée).

Blanche F..., 19 ans.

Antécédents héréditaires. — Mère bien portante, mais a eu

un peu d'adénite cervicale dans son enfance; on en retrouve des traces sous forme de ganglions durs.

Père atteint de bronchite chronique.

La malade est le 4ᵉ et dernier enfant.

Les 3 premiers sont morts.

Antécédents personnels. — Blanche F... a été nourrie au biberon. Elle a eu quelques accidents d'athrepsie, des accidents pulmonaires et des adénites cervicales.

A 6 ans, elle a eu, aux deux annulaires, des spina ventosa. Le coude droit plus tard a été atteint d'ostéite. Enfin, le premier métatarsien gauche s'est complètement éliminé à la suite de lésions tuberculeuses.

Actuellement la malade est de taille moyenne, chétive, porte des ganglions cervicaux gros et durs.

Au-dessous de l'oreille gauche et consécutivement à un ganglion abcédé, on voit un lupus tuberculeux de la grandeur d'une amande.

La malade est amenée à la consultation dermatologique de la Faculté de Bordeaux pour une éruption qui a débuté il y a trois ans. Cette éruption était formée par une demi-douzaine de boutons disséminés sur tout le corps et qui ont guéri en laissant de petites cicatrices.

Il y a deux ans, pendant l'hiver 1895-96, l'éruption a reparu plus abondante, mais a guéri de la même façon.

A la suite d'une saison aux bains salins de Dax, l'éruption a disparu pendant un an.

Au printemps 1897, elle a reparu et est revenue plus abondante que jamais en septembre dernier.

27 janvier 1898. — L'éruption occupe les membres supérieurs, la face, les jambes. Elle est surtout abondante au niveau des coudes, de la face postérieure des avant-bras et de la face dorsale des mains qui sont criblées de lésions à tous les degrés d'évolutions (papules rosées du volume d'un grain de chènevis ou de mil, rougeâtres, surmontées d'une pustule ou d'une croûte; cicatrices violacées ou blanches). Les doigts ne présentent qu'un petit nombre de lésions. La face palmaire est indemne.

Les lésions les plus récentes sont constituées par une papule rosée, pâle, du volume d'une tête d'épingle ou d'un grain de mil, arrondie, bien limitée, dure, s'enfonçant dans la peau sous forme d'un petit nodule dur, bien limité, indolent, d'autant plus profond que la papule est plus grosse, donnant parfois l'impression d'un grain de plomb enchâssé dans la peau, on trouve aussi quelques papules superficiellement situées.

Un peu plus tard ces papules se surmontent d'un point jaunâtre, atteignant rarement 1 millimètre de diamètre, puis d'une croûte sous laquelle se trouve une petite ulcération arrondie et profonde. A ce moment la papule s'élargit un peu, devient plus rouge, s'entoure d'une auréole rougeâtre.

Finalement la papule s'affaisse, la croûte tombe, laissant une cicatrice arrondie, bien limitée, déprimée, violacée d'abord et blanche plus tard.

Aucune de ces lésions n'est centrée par un poil.

Toutes ces lésions sont indolentes. Elles n'ont nulle part tendance à se grouper.

Obs. XXV. — *Tuberculides acnéiformes et nécrotiques.* — Balzer. — *Soc. derm.,* juin 1898.

Adèle Vic., âgée de 46 ans, blanchisseuse, se présente à notre consultation de la part du Dr Gombault. Elle nous apprend qu'il y a huit ans elle eut une éruption analogue à celle qu'elle présente aujourd'hui et à peu près dans les mêmes endroits. Cette éruption disparut en laissant des cicatrices blanchâtres inamovibles. Elle avait été soignée pour cette éruption à l'hôpital Saint-Louis.

Au mois d'août 1897, nouvelle éruption sur les mains et les avant-bras pendant un mois environ. L'éruption actuelle a commencé vers le milieu de décembre 1897. Elle s'est faite depuis par poussées successives et siège exclusivement sur les membres.

Les éléments débutent par une petite papule rosée ou rou-

geâtre suivant les régions et ressemblent à un élément d'acné
induré. Cette papule peut arriver à atteindre le volume d'un
petit pois ; elle se déprime légèrement à son centre, puis il se
forme à son sommet une petite pustulette dont le contenu s'écoule
ou se dessèche en formant une croûtelle.

L'élément éruptif s'affaisse ensuite peu à peu. Lorsqu'on enlève la croûtelle on aperçoit une petite ulcération à pic, suin-
tante, relativement assez profonde. Elle guérit avec une cicatrice
arrondie et déprimée, d'abord rougeâtre, puis blanchâtre, indélé-
bile.

L'éruption siège aux mains, surtout à la face dorsale, avec
quelques éléments à la face palmaire ; elle s'étend à la face
postérieure des avant-bras et des coudes, et sur les bras jusqu'à
l'insertion deltoïdienne. Quelques éléments sont disséminés sur
les épaules.

Aux membres inférieurs les éléments sont plus nombreux et
moins bien groupés ; ils siègent principalement à la face interne,
sur les fesses, le sillon interfessier, ils ne dépassent pas les
hanches.

La malade dit qu'elle a beaucoup maigri depuis deux ans.
C'est une femme affaiblie et paraissant plus âgée qu'elle ne l'est
en réalité. Dans son enfance, elle a souffert d'une adénite cervicale suppurée dont on voit les cicatrices très apparentes. Elle
tousse un peu et a souffert d'un point de côté il y a une quinzaine
de jours. Elle transpire abondamment la nuit. Toutefois, à l'auscultation, on ne perçoit pas encore de signes caractéristiques de
tuberculose du côté des poumons.

Observations personnelles.

Les observations I et II viennent d'être publiées dans la
Presse médicale du 22 octobre 1898, par MM. U. Monnier et
H. Malherbe (de Nantes). A propos de Tuberculides.

Observation I

Mme P... est âgée de 39 ans. Elle a toujours joui d'une assez
bonne santé. En 1882, pendant une épidémie de variole qui sé-
vissait à Nantes, elle fut atteinte de cette maladie d'une façon
légère. Son père est mort de tuberculose pulmonaire. Mariée,
elle a eu trois enfants : le premier est mort de méningite tuberculeuse, le second se porte bien, mais le troisième est affecté
d'une malformation congénitale du cœur (rétrécissement de l'ar-
tère pulmonaire et communication interventriculaire, cyanose
permanente). Mme P... ne tousse pas, mais l'auscultation dénote
une certaine induration du sommet pulmonaire droit. Elle a
longtemps gardé chez elle et soigné une nièce morte de tuberculose pulmonaire.

Les lésions des mains pour lesquelles elle vient nous consulter
datent de huit ans environ. Celles-ci ont débuté à la suite de
violents chagrins. Tous les médecins qu'elle a consultés à leur
sujet les ont qualifiées d'engelures.

En 1896, passant à Paris, notre malade alla à Saint-Louis,
montra ses mains et se présenta dans le service de M. Hallopeau.
Le diagnostic paraissait épineux, on la fit venir à la Société de
Dermatologie où le cas fut vivement discuté.

C'était alors le second cas de ce genre que M. Hallopeau présentait en attirant l'attention sur les rapports de cette affection de la peau avec la tuberculose. Voici, d'ailleurs, résumée, la note qu'il publia à ce propos.

« Tous les hivers, la patiente a des engelures et même parfois ses mains sont si prises qu'elle ne peut s'en servir. L'affection actuelle revient tous les hivers et commence même dès les premiers froids. Les mains sont froides et violacées; il existe une asphyxie locale des extrémités.

« Sur les doigts on voit de petits nodules ressemblant tout à fait à ce que nous avons déjà décrit chez une première malade. A la main droite c'est surtout l'index qui est atteint; au niveau de l'articulation métacarpo-phalangienne on trouve de petits nodules intra-dermiques et, à côté, de gros nodules présentant dans leur partie centrale, soit une croûtelle, soit une dépression cupuliforme par suite de l'ouverture de la pustulette; sur les autres doigts on voit les mêmes éléments aux différents âges. Sur le petit doigt de la main gauche se trouve un petit nodule avec une vésicule au centre; la face dorsale du doigt présente de nombreuses cicatrices blanches, vestiges des anciens nodules; à la face palmaire du médius, on voit un nodule eu pleine activité.

« Beaucoup de ces éléments ne parcourraient pas tous les stades de leur évolution, mais avorteraient dès le début. L'année dernière, la malade a eu une poussée des mêmes éléments sur les pieds. Actuellement, il n'y a qu'un petit nodule sur le petit orteil gauche. »

Vers la fin de novembre 1897, cette femme vient nous voir à notre clinique privée de dermatologie et nous constatons les faits suivants :

Les lésions aux mains consistent essentiellement en des sortes de petits noyaux durs que l'on sent d'abord sous la peau, dans l'hypoderme. Peu à peu, ces noyaux se rapprochent de la surface, rougissent et forment de véritables papules perceptibles au toucher et à la vue. Au centre de ces papules, il se développe une pustulette renfermant du pus épais et crémeux. Généralement ces éléments sont de petite dimension : il atteignent le volume d'un gros pois vert. Très douloureux tant qu'ils sont hypodermiques, ils le sont peu dès qu'ils atteignent la surface de la peau. Ils évoluent en trois semaines ou un mois. A la suite de l'ouverture de la pustule, on voit se former une croûtelle noirâtre. Enfin, lorsque la guérison est complète, il reste une petite cicatrice blanche.

Un fait à signaler, c'est que l'évolution de ces éléments n'est pas toujours aussi simple : à plusieurs reprises nous avons vu de véritables ulcérations succéder à ces petits éléments éruptifs, ulcérations atoniques et difficiles à cicatriser. Peut-être devait-on les attribuer à des traumatismes accidentels, la malade travaillant chez elle aux soins du ménage.

Les oreilles et les pieds sont indemnes.

En février 1898, la malade nous montre une éruption analogue et presque confluente à la nuque.

Pendant les premiers jours, la douleur est telle qu'elle ne peut se peigner.

En juin 1898, les lésions qui tous les ans disparaissaient pendant l'été persistent pour la première fois. A cette date, la malade porte sur le dos des doigts de la main gauche plusieurs tuberculides à divers âges de leur évolution.

Nous en grattons quelques-unes avec une petite curette de dermatologiste, dans le but d'inoculer le produit de grattage à des cobayes. La profondeur de la lésion se montre alors beaucoup plus considérable que l'examen clinique ne pouvait le faire prévoir.

Enlevant facilement, par cette opération, toute la partie centrale, molle et friable, de ces petites nodosités, on détermine une perte de substance de forme conique, dont le sommet s'enfonce à deux ou trois millimètres de profondeur dans les téguments. L'aspect de la lésion rappelle alors assez celui d'une gomme tuberculeuse de la peau ; on dirait une gomme miliaire.

Depuis cette époque, nous avons revu plusieurs fois Mme P., ses lésions continuent à se reproduire sans interruption. Son état général reste bon.

Observation II

Jules Ch..., 28 ans. Vient le 7 décembre 1897 consulter à l'Hôtel-Dieu pour des lésions des mains ressemblant à des engelures.

Nous avons déjà soigné cet homme, il y a quelques années, pour la syphilis, et avons publié comme curieuse son observation dans la *Gazette médicale de Nantes*, en 1896.

Voici d'ailleurs son histoire telle que nous la retrouvons dans nos notes.

1893. — Le passé pathologique de ce sujet, tant héréditaire que personnel, est nul. Il vient de faire la campagne du Dahomey, ce qui l'a beaucoup fatigué et fortement bronzé. Trois ou quatre mois avant l'époque actuelle, étant déjà de retour en France, il contracte un chancre infectant du sillon balano-préputial. Ce chancre a évolué sans accident et l'on voit la cicatrice, encore nettement parcheminée, laissée par cette ulcération.

Ce qui aujourd'hui conduit le malade à l'hôpital, c'est une grosse tumeur développée sur la face antérieure du cou et des taches brunes intenses disséminées sur toute la surface du corps.

L'examen minutieux de ce garçon donne les résultats suivants :

Grosse adénite rétro-cervicale double, pléïade ganglionnaire symptomatique du chancre dans l'aine gauche, cicatrice indurée du sillon balano-préputial, alopécie en clairières, plaques muqueuses des lèvres, syphilide réticulée pigmentaire sur le cou, macules pigmentées disséminées sur le reste du corps.

Quant à la grosse tumeur sus-mentionnée de la face antérieure du cou, elle est diagnostiquée abcès tuberculeux.

On soumet le malade au traitement antisyphilitique, on incise et on curette l'abcès. Au bout de six mois, le malade quitte l'hôpital en bonne santé.

Depuis, à diverses reprises, il a eu des maux de gorge que le traitement a fait disparaître.

1896. — A partir du mois de décembre 1896, le malade n'a plus présenté d'accidents syphilitiques.

1897. — Jusqu'au mois de septembre 1897, il a joui d'une excellente santé. C'est à cette date que se sont montrées les lésions qui l'amènent de nouveau nous consulter.

Cet homme exerce la profession de feutrier ; ses mains ne présentent point d'altérations ou de déformations professionnelles. Tous les hivers il a des engelures. Habituellement ses mains sont froides et s'engourdissent facilement dès qu'il fait froid. Elles transpirent avec une égale facilité, dès que le malade est au chaud.

Un examen attentif permet de constater le fait suivant.

La peau est d'une couleur violet foncé ; les doigts sont gonflés au niveau des articulations des phalanges ; l'extrémité, au contraire, est effilée ; ils ont assez l'aspect désigné sous le nom de doigts en baguettes de tambour. Le tissu cellulaire sous-cutané est épaissi.

Le premier symptôme du mal a été un gonflement considérable des doigts avec gêne de la flexion, survenu sans cause apparente, vers la fin de septembre 1897. Trois semaines après ces premiers accidents, des « boutons rouges », dit le malade, paraissent sur le dos des doigts et de la main.

Ils débutent d'abord par un petit nodule profond, plus perceptible au toucher qu'à la vue.

Peu à peu, ce petit nodule se rapproche de la surface cutanée et une rougeur vive décèle sa présence ; bientôt, il forme une véritable papule mesurant de 2 à 4 millimètres de diamètre. En deux ou trois semaines, le centre de ces papules se ramollit et donne naissance à une pustule.

Après l'ouverture spontanée ou artificielle de cette pustule, la lésion entre lentement en régression, et, pendant longtemps, sa trace reste visible sous forme d'une tache rougeâtre ou brunâtre.

Assez douloureuses au début, alors qu'elles sont sous-dermiques, ces petites tumeurs deviennent indolentes quand elles arrivent à la surface des téguments.

L'éruption se fait par poussées successives, et déjà un certain

nombre de ces éléments sont en voie de guérison quand de nouvelles papules apparaissent sur d'autres points.

Outre ses lésions des mains, notre malade offre encore aux

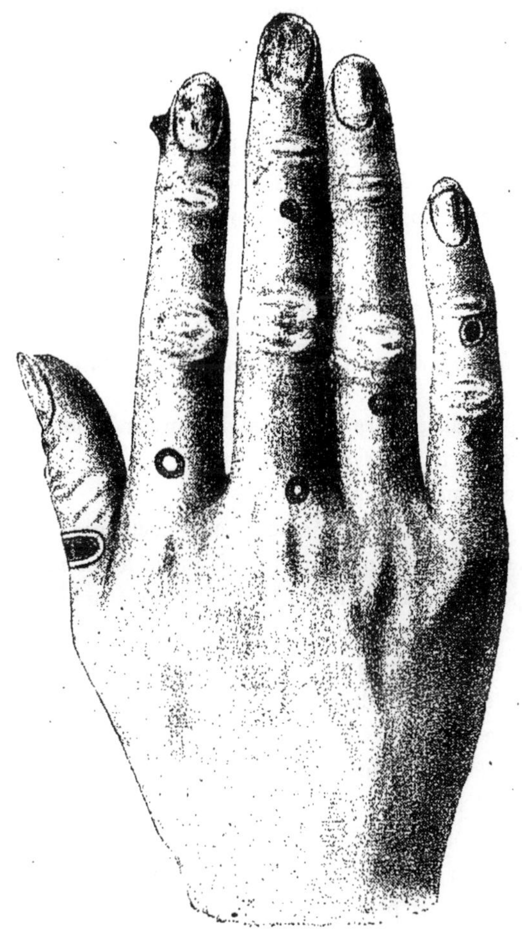

Fig. 1. — Dessin de la main de l'observation.

On y voit sur la face dorsale des doigts les lésions à divers âges : les unes sont pa-
puleuses ; les autres surmontées de leur pustule.
A l'index et à l'annulaire, il existe deux éléments éruptifs situés près de la matrice
de l'ongle, qui rappellent la vulgaire tourniole. Sur le pouce on voit une vaste
ulcération dont la cicatrisation s'est faite très difficilement et qui succédait à une
petite lésion analogue à celles qui sont figurées sur les autres doigts.

deux jambes des particularités intéressantes sur tout le trajet de la saphène interne, depuis le cou-de-pied jusqu'au triangle de Scarpa, on voit une ligne bleue nettement indiquée. Au toucher, on sent tout le long de la veine un cordon dur, qui roule sous le doigt. Le soir, après la marche, les membres inférieurs sont œdémateux et il survient aussi une douleur assez vive que le mouvement exaspère.

Le malade tousse et se dit enrhumé. L'auscultation permet de constater des altérations des deux sommets. La respiration est obscure, rude; par instants, on perçoit des craquements.

OBSERVATION III

Tuberculides acnéiformes et lichen des scrofuleux (inédite).

A. J..., 18 ans, entre au mois de janvier 1898, à l'hôpital pour des lésions de la peau des mains.

Il est né de parents inconnus.

Depuis l'âge de 14 ans, il a des sueurs nocturnes.

Il s'est toujours connu toussant. L'année dernière 1897, il a été opéré pour des ganglions de l'aisselle hypertrophiés.

Lorsque nous examinons le malade, nous notons que ses mains sont œdémateuses et violacées, froides, elles présentent, disséminées sur la face dorsale des doigts et de la main, des élevures acuminées, rouges et dures pour la plupart, quelques-unes sont surmontées d'une pustulette. Quand cette pustulette vient à se rompre, il s'écoule un peu de liquide séreux, légèrement louche et bientôt à la place de la vésicule, on voit se former une croûtelle. Si l'on arrache cette croûtelle, on trouve en dessous une ulcération assez profonde, creusée à l'emporte-pièce et capable de loger parfois un petit pois. Au début, ces éléments éruptifs sont sous-dermiques et dermiques. A ce stade de leur évolution ils sont un peu douloureux.

Puis peu à peu, ils se rapprochent de la surface des téguments et deviennent parfaitement indolores.

Ils mettent en moyenne un mois pour parcourir leur évolution. Ils laissent à leur place de minuscules cicatrices d'abord rouges et ensuite blanches.

Aucun de ces éléments n'est centré par un poil.

Sur le dos de la main gauche, le malade présente en outre un placard de lichen des scrofuleux, type très prurigineux. Tous les ganglions sont hypertrophiés, surtout ceux de la région cervicale. En auscultant les poumons on trouve : de la matité au sommet droit à la percussion, à l'oreille une respiration obscure, quelques râles fins. Le malade a d'abondantes sueurs nocturnes et de la fièvre le soir (1).

____

(1) Cette observation a été prise dans le service du Dr Raingeard que nous remercions de la libéralité avec laquelle il nous l'a abandonnée.

DESCRIPTION DE LA MALADIE

Symptômes. — Évolution.

Les malades atteints de folliclis ou tuberculides présentent, si l'on en juge par les observations qui précèdent, un ensemble symptomatique bien caractéristique.

L'éruption est plus ou moins généralisée ou diffuse, mais elle offre toujours quelques foyers de prédilection où les éléments sont plus abondants. Ces foyers sont : les membres supérieurs au niveau de la face dorsale des doigts, du dos de la main ; les avant-bras du côté de l'extension. Les cuisses et les jambes semblent ensuite être le plus fréquemment atteintes. Les orteils, face dorsale, et le dos des pieds sont souvent pris. Enfin, on a noté des éléments éruptifs sur le dos, l'abdomen, les lombes. La figure est rarement touchée, dans cette région les lésions se localisent aux oreilles ou à leur pourtour. Nous avons vu une fois une poussée assez confluente de ces papulo-pustules sur la nuque (Obs. I, personnelle). On a signalé comme localisations beaucoup plus rares la paume des mains et la plante des pieds. Les aisselles et toutes les régions fileuses ne sont jamais atteintes, disent quelques auteurs. Cette affirmation demande quelques réserves.

Nous venons de signaler l'envahissement possible du cuir chevelu à la nuque.

Au début, toujours la lésion est une nodosité minuscule, souvent profonde, sous-dermique, que l'on sent rouler sous le doigt plus qu'on ne la voit. Peu à peu cette nodosité grossit, se rapproche de la surface du tégument qui commence à rougir à son niveau. Elle finit par faire une élevure dure atteignant les dimensions d'un pois. Bientôt après cet élément se surmonte d'un soulèvement épidermique. En quelques jours ce soulèvement donne naissance à une vésico-pustule pleine de sérosité citrine ou grisâtre que la pression fait sourdre soit spontanément, soit par excoriation ; ces pustules se crèvent et donnent naissance à une croûtelle qui surmonte l'élément éruptif que nous venons de décrire. Si l'on arrache cette croûtelle, on trouve en dessous une ulcération taillée à l'emporte-pièce et assez profonde. Le fond de cette ulcération est formé d'une matière mollasse que l'on peut facilement enlever avec une curette minuscule de dermatologiste. Cette lésion ainsi constituée rappelle assez une gomme miliaire de la peau.

Tous ces éléments papulo-vésiculeux n'évoluent pas de la sorte ; un certain nombre avorte et se résorbe. Ceux qui arrivent au stade d'ulcération laissent à leur suite une cicatrice petite, étoilée, rouge d'abord et blanche ensuite.

D'une façon générale les lésions sont plutôt superficielles, elles n'envahissent pas les tissus sous-jacents à la peau. Parfois des ulcérations notables en étendue peuvent suivre ces papulo-pustules : exemple (Obs. I, personnelle, ulcération du pouce). Ces ulcérations vastes peuvent venir d'un seul élément éruptif, ou de la confluence de plusieurs éléments voisins.

L'évolution de chaque élément est lente, elle dure un mois environ. L'éruption se fait par poussées successives, aussi voit-on sur un même malade des lésions à tous les stades de leur évolution.

Les phénomènes généraux n'existent pas. Il faut cependant noter que presque tous les malades atteints de folliclis offrent de l'engorgement ganglionnaire et tous les attributs du lymphatisme et de la scrofule, que souvent leurs poumons présentent des signes de tuberculose. Enfin parfois on relève la coexistence de la folliclis avec un lupus ou des gommes cutanées, du lichen scrofulosorum (Obs. III, personnelle) ou du lupus érythémateux.

La marche de la folliclis est chronique. Mais elle n'est pas uniforme dans tous les cas. Les poussées éruptives peuvent se faire pendant de longs mois avec persistance et d'une façon subintrante. D'autres fois au contraire les lésions n'apparaissent qu'à certaines saisons de l'année. Tantôt c'est le froid qui semble être la cause de l'éruption, tantôt la grande chaleur.

Quant à savoir quelle est la terminaison d'une semblable affection, nous ne pouvons encore le dire. « L'affection, en effet, comme dit Beauprez, n'a été observée que depuis trop peu de temps, les malades vivent encore pour la plupart .»

ÉTIOLOGIE

Les tuberculides du type folliclis ne semblent pas d'une rareté extrême. Depuis que l'attention a été attirée sur cette affection, des cas nouveaux sont publiés tous les jours.

L'âge ne paraît pas avoir d'influence sur les éruptions de folliclis ; on peut dire qu'elles se voient à toutes les époques de la vie. Au point de vue de l'influence du sexe, nous ne croyons pas que l'on puisse se prononcer définitivement, les cas sont encore trop peu nombreux. Beauprez (1) cependant croit la folliclis plus fréquente chez la femme que chez l'homme. Sur 37 cas il note 14 hommes et 23 femmes. Sur les trois malades que nous avons pu voir, il y a deux hommes et une femme.

La profession est sans action sur ces éruptions de folliclis. On a vu ces tuberculides survenir aussi bien chez des sujets n'xeerçant aucun métier manuel que chez des ouvriers.

---

(1) *Thèse*. Paris, 1898.

Les saisons, au contraire, sans que nous puissions expliquer le fait, ont une grande part dans la production de ces éruptions. Dans quelques cas les poussées éruptives sont véritablement saisonnières. Peut-on établir une barrière aussi tranchée que l'a fait Beauprez dans sa thèse entre les malades qui ont leurs poussées en hiver et qui sont les acroasphyxiques, les sujets aux mains gourdes violettes et les malades qui ont leurs poussées en été, qui sont surtout les porteurs d'adénopathies cervicales. Nous ne le croyons pas. Les sujets de nos observations II et III qui avaient de grosses adénites cervicales étaient en même temps acroasphyxiques et avaient des poussées en été (Obs. II, mois de septembre) et en hiver (Obs. III, mois de janvier.)

L'alcoolisme et la syphilis n'ont pas, semble-t-il, d'action sur l'apparition et la marche de la maladie (Beauprez).

Il n'en est plus de même de la tuberculose. Toutes les observations sont d'accord pour montrer que ces lésions se voient presque exclusivement chez les lymphatiques, les strumeux, les sujets ayant des antécédents héréditaires tuberculeux, ou offrant eux-mêmes des tuberculoses viscérales, pulmonaires surtout. Toutefois quelle est la nature exacte de ce rapport? Cette question ne nous paraît pas encore élucidée. Nous y reviendrons à propos de la pathogénie.

DIAGNOSTIC

Est-il des affections de la peau avec lesquelles on puisse confondre la folliclis ?

Au début l'élément de la folliclis pourrait être confondu avec une vulgaire pustule *d'acné*. Mais cette dernière maladie se distingue de la folliclis par l'évolution beaucoup plus rapide de ses éléments et par leur siège un peu différent. Loin d'être fréquente sur les mains et sur les bras, l'acné affectionne surtout la face et le cou, enfin une pustule d'acné évolue en quelques jours.

Bien plus épineux peut être le diagnostic entre la folliclis et certaines *folliculites* (1). Souvent en effet, la folliclis peut évoluer au niveau d'un follicule pileux et objectivement il sera difficile de séparer les deux lésions. On se basera alors sur l'ensemble de l'éruption, ses localisations et son évolution. D'ailleurs ce qui prouve l'identité d'aspect des deux lésions, c'est que primitivement la folliclis était confondue dans le grand groupe des folliculites.

---

(1) Folliculites banales à staphylocoques.

Enfin faut-il distinguer la folliclis de l'*acitis*. Comme lésion élémentaire et comme évolution les éléments de ces deux affections ont de grandes analogies, beaucoup d'auteurs les confondent. Si l'on en croit Barthélemy, on devrait faire une différence :

« L'acitis est constitué par de petits éléments durs et sous-cutanés qui en huit jours arrivent à former une nodosité. Peu à peu cette nodosité se ramollit, le derme alors est envahi et il se produit de la rougeur. Bientôt du centre suinte une gouttelette de pus, et 2 ou 3 jours après de la sérosité sanguinolente. Ensuite il se fait une croûtelle au sommet de l'élément ; quand la croûtelle est tombée, il se forme une petite cicatrice déprimée. La maladie est de longue durée : dix à douze mois environ. »

Cette description rappelle beaucoup ce que nous avons dit de la folliclis. Mais pour séparer les deux éruptions Barthélemy se base surtout sur la durée. L'acnitis dure des mois, la folliclis des années. En outre l'acnitis ne s'observe pas pour lui chez des tuberculeux, ce n'est pas une tuberculide. Le malade qui lui a servi à établir le type de cette variété était rhumatisant. Pour cet auteur, l'acnitis est une toxicodermie probable dont le point de départ est peut-être gastro-intestinal.

Toute subtile que paraisse cette distinction entre l'acnitis et la folliclis, nous avons cru devoir la noter. La question ne nous paraît pas pouvoir encore être tranchée définitivement, l'étude de faits analogues est encore trop récente, il faut attendre de nouvelles observations.

ANATOMIE PATHOLOGIQUE

I° Des auteurs.

Examen anatomo-pathologique des lésions présentées par les malades qui font le sujet des observations de folliclis du mémoire de M. Barthélemy. — De l'acnitis, 1891.

Deux de ces petites tumeurs ont été examinées; elles étaient, à la période de début, de la dimension d'une tête d'épingle et paraissaient développées dans la profondeur du derme. Elles ont été durcies par l'alcool, coupées en séries et colorées par le carmin d'alun, le picro-carmin et le vert de méthyle.

Les coupes vues à un très faible grossissement montrent au-dessus du derme papillaire un foyer néoplasique irrégulièrement arrondi, à centre pâle, à périphérie vivement colorée par les réactifs. — On reconnaît aisément aussi, sur celles des coupes qui correspondent au plein de la tumeur, la présence de tranches de follicules pilo-sébacés. Ces follicules sont dans les deux cas examinés, des follicules à poil à bulbe plein : dans l'un de ces cas se voit, au-dessus du poil à bulbe plein en voie d'ascension, un poil de remplacement déjà bien formé : la néoplasie s'est formée autour de ces deux poils; — dans l'autre on ne voit que le poil à bulbe plein et, au-dessous de lui, la partie du follicule, à l'état de prolongement épithélial rétracté et irrégulièrement cylindrique.

Nous reviendrons un peu plus loin sur quelques anomalies que nous revèlera, dans le second cas, un grossissement plus puissant.

La forme des nodules n'est pas régulièrement ronde, plutôt un peu ovalaire, à grand diamètre, perpendiculaire à la surface cutanée ; en outre et pricipalement sur les coupes correspondant au centre du nodule, on voit nettement une sorte de barre à peu près transversale formant en quelque sorte la base de la néoplasie. Cette base est accentuée et soulignée par une vive coloration sous l'influence des réactifs ; elle forme une sorte de limite nette, débordant latéralement le nodule : au-dessous d'elle les lésions cessent brusquement, et l'on ne voit que le tissu connectif de l'hypoderme, d'aspect absolument normal.

Le même grossissement permet de constater au-dessous de la tumeur l'hypertrophie du corps papillaire et celle de l'épiderme sous-jacent. Cette hypertophie est considérable, mais ne présente aucun caractère particulier qui doive nous forcer à en parler plus longuement.

Il n'y a d'ailleurs à ce niveau aucune lésion de vésiculation, de pustulation, ni de clivage épidermique. La couche cornée y est cohérente, l'éléidine très augmentée ; la kératinisation n'a pas souffert de façon appréciable.

Revenons au nodule dermique vu avec un grossissement moyen. Il présente, avons-nous dit, une partie centrale claire, une partie périphérique colorée par les réactifs. La partie claire est formée par le tissu connectif altéré ayant perdu sa transparence, son homogénéité ordinaires : il est très légèrement granuleux ; on y retrouve quelques vaisseaux entourés de rares cellules troubles, à contours mal définis et mal colorés. Il semble que cette partie centrale ait été, à une période antérieure, le siège d'une altération plus marquée, en voie de régression. Cela se confirme par ce fait qu'en allant vers la périphérie du nodule, les lésions augmentent de netteté et d'intensité. C'est une infiltration diffuse des cellules lymphoïdes, qui s'accumule principalement autour des vaisseaux, des follicules pilo-sébacés, et des glandes sudoripares.

Autour des vaisseaux, cette infiltration se fait selon le mode ordinaire, sous forme de manchons péri-vasculaires autour des capillaires et des artérioles. Ceux-ci qu'on voit surtout aux parties sous-épidermiques de la lésion, sont notablement altérés dans leur structure, et en bien des points semblent complètement oblitérés et remplacés par un petit amas arrondi de cellules embryonnaires, entouré d'un manchon de cellules lymphoïdes.

Quant aux artérioles, qu'on voit surtout aux parties latérales et inférieures, elles ne semblent pas notablement altérées, mais sont engainées par d'épais manchons de cellules lymphoïdes vivement colorées. La plus importante de ces traînées correspond à la partie inférieure de la lésion, à la base du nodule, à laquelle nous avons déjà fait allusion. Là, en effet, se voit la coupe longitudinale d'une artériole étendue transversalement au-dessous de la néoplasie, entourée d'un épais manchon de cellules migratrices, se continuant en haut et latéralement avec la masse de la lésion. Au-dessous d'elle, au contraire, l'infiltration

s'arrête brusquement, et l'on voit le tissu épidermique
absolument normal. C'est autour de cette artériole, dont
les parois semblent saines, que l'infiltration migratrice est
le plus abondante, et que les réactifs colorants ont le plus
d'énergie ; si bien qu'il semble y avoir à ce niveau une
sorte de bourrelet lymphoïde, d'une coloration éclatante,
et paraissant le point de l'activité maximum de la lésion.

Mais en réalité, ce n'est là qu'une apparence, et le
point morbide initial n'est point là, comme on va le voir.
En effet, sur la droite de la masse néoplasique, non pas à
son centre, mais englobé cependant par elle, se voit un
follicule pilo-sébacé dont l'infundibulum fait légèrement
saillie au-dessus de la surface épidermique (cette saillie
constitue la petite papulette dure, seul indice extérieur du
nodule enlevé par biopsie, qu'on sentait plus aisément
avec le doigt, dans la profondeur du derme). Sur la gauche
du nodule se voit un autre follicule pilaire, absolument
sain celui-là.

Le nodule est donc enchâsssé entre deux follicules
voisins, sensiblement parallèles, dont l'un, le gauche,
forme sa limite immédiate sans être englobé par lui ; dont
l'autre, le droit, forme son autre limite latérale, mais en
faisant partie intégrante de la lésion. La petite papulette
extérieure, qui correspond, comme je l'ai dit, au canal
pilaire du follicule droit, ne constitue donc pas le centre de
la masse néoplasique : celui-ci est profond et situé à gauche
de cette papule, entre les deux follicules. Au niveau de la
papule elle-même, c'est-à-dire du canal pilaire, l'infiltration lymphoïde est peu marquée : elle l'est d'avantage à
la partie profonde du follicule, sans être cependant aussi

abondante et aussi colorée qu'autour de la « barre vasculaire » que nous avons mentionnée ci-dessus.

Mais cette infiltration ne se borne pas à englober le fond
du follicule, elle s'étend en outre, comme ayant fait tache
d'huile, autour de 2 ou 3 pelotons sudoripares que l'on
aperçoit distinctement au-dessous et au-dedans de la base
du follicule, et dont l'un est intimement collé à elle. L'infiltration lymphoïde est même, si l'on en juge d'après
l'éclat des réactions colorantes, plus vivace et plus récente
autour des glomérules sudoripares qu'autour du follicule
lui-même, où les cellules sont pour la plupart d'un éclat
plus terne.

Le follicule pilaire gauche a, lui aussi, un peloton
sudoripare accolé à sa base, mais, pas plus que le follicule lui-même, n'est entouré de cellules lymphoïdes.

J'en aurai fini avec la description succincte des infil-
trations et proliférations embryonnaires quand j'aurai dit
qu'elles sont très marquées autour des tronçons des
canaux excréteurs sudorifères qu'on aperçoit en divers
points de la néoplasie et qui proviennent des glomérules
dont je viens de parler.

J'arrive maintenant aux lésions des organes glandulaires eux-mêmes.

Au niveau du fond du follicule, la gaine épithéliale
externe semble saine: mais la partie de cette gaine qui
constitue le canal pilaire et le corps du follicule est évidemment altérée. Cette altération, moins appréciable au
canal pilaire où l'épithélium est simplement mal coloré,
devient beaucoup plus nette au corps du follicule. Là,
en effet, les cellules sont très mal colorées, à contours

indistincts, comme vitreuses, et la masse épithéliale est frag-
mentée par des fissures irrégulières. Ce n'est point là un
artifice de préparation, car la même lésion se retrouve à
ce niveau sur toute la série des coupes ; il y a bien certaine-
ment là une dégénérescence vitreuse de l'épithélium. Le
poil du follicule, dont on aperçoit les tronçons longitu-
dinaux plus ou moins longs suivant les coupes, au milieu
de la gaine externe, la section verticale de deux poils, dont
l'un de calibre inférieur, accolés en canons de fusil. Ces
poils proviennent sans doute d'un follicule secondaire
émané du follicule principal. Cette anomalie supposée,
que je pense pouvoir démontrer ultérieurement de façon
plus complète, a peut-être, dans l'interprétation de la
lésion qui nous occupe, une importance assez grande. J'y
reviendrai plus loin. Ce follicule n'a, comme appareil
sébacé, qu'un bourgeon appendiculaire sans importance.
Quant aux épithéliums sudoripares, ils ne m'ont pas paru
avoir sensiblement souffert dans la partie glomérulaire ; en
revanche, sur deux au moins des canaux excréteurs, j'ai
constaté l'élargissement du tube épithélial, la disparition
de la cuticule, la coloration imparfaite des noyaux cellulaires et l'état vitreux des cellules ; bref, il semble que le
canal excréteur soit fort altéré.

J'ai, par divers procédés, recherché les microbes sur un
certain nombre de coupes, je n'en ai constaté nulle part.

D'assez nombreuses tentatives d'ensemencement sur
gélatine et sur gélose, faites avec du sang prélevé avec
soin sur quelques papules et autour d'elles, sont demeurées
stériles, sauf un cas, où j'ai obtenu un streptocoque ; je
n'attache aucune importance à ce résultat.

Examen anatomo-pathologique des lésions présentées par le malade qui fait le sujet de l'observation III (cas de POLITZER).

Deux des nodules furent enlevés à des périodes différentes d'évolution et examinés après inclusion dans la celloïdine et la paraffine. Les lésions étaient les mêmes dans les deux cas, seulement un peu plus avancées dans le second. Chacun de ces nodules est formé par l'accumulation d'une masse de cellules de deux ordres : de petites cellules rondes, et de volumineuses cellules à plusieurs noyaux, ressemblant à des cellules géantes. Les petites cellules rondes sont distribuées dans toute la tumeur, plus denses seulement à la périphérie ; les grandes cellules, cellules épithélioïdes, siègent dans différents points de la tumeur, réunies toujours en groupes de 10, 20 ou plus, séparées les unes des autres par les cellules rondes infiltrées en nappes. Ces grandes cellules ont de 2 à 5 noyaux, leurs formes variables prennent insensiblement l'aspect des cellules géantes.

Les vaisseaux sanguins peuvent se rencontrer dans toutes les parties de la tumeur, leur endothélium est déformé, les cellules augmentées de volume oblitèrent complètement la lumière des capillaires au centre de la tumeur.

Les follicules pileux et les glandes sébacées, parfois refoulés, sont cependant normaux.

Au voisinage de la tumeur les glandes sudoripares

présentaient des changements particuliers : gonflement de l'épithélium du conduit excréteur, oblitération de ce conduit, les contours des cellules deviennent obscurs, les noyaux prennent mal les matières colorantes.

Dans d'autres, les lésions sont plus avancées : il existe une infiltration de cellules rondes tout autour de la glande, entre ses différentes parties le tissu cellulaire a proliféré, l'épithélium gonflé a complètement oblitéré la glande, ses contours ont disparu, et l'épithélium ne forme plus que des masses irrégulières, reconnaissables encore à la faible coloration que prennent les noyaux. La glande a perdu toute structure, et ce n'est qu'au moyen de coupes nombreuses et orientées dans plusieurs directions que l'on parvient à reconnaître la nature glandulaire de ces amas cellulaires.

Deux points à déterminer : quel est le siège de la lésion ; quelle est l'origine de ces grandes cellules. Il paraît évident que les glandes sudoripares en sont le siège et que ces grandes cellules proviennent de l'épithélium glandulaire modifié dans sa forme et dans ses rapports. Les recherches bactériologiques n'ont rien montré d'intéressant, les cultures ne renfermaient que du staphylococcus pyogenes ou du micrococcus prodigiosus.

Ce cas se rapporte exactement aux cas publiés par M. le Dr Verneuil sous le nom d'hydrosadénite phlegmoneuse et abcès des glandes sudoripares.

C'est un sujet peu traité par les dermatologistes et, d'après Polizer, il faudrait rattacher à ce cas bien des faits publiés sous d'autres noms et qui pour lui ne seraient que des cas d'hydrosadénite : acnitis (Barthélemy), folli-

culite exubérante (Kaposi), hydrosadénite scrofuleuse
(Bazin).

*Examen anatomo-pathologique des lésions présentées par le
malade qui fait le sujet de l'observation IV (cas de D*U-
BREUILH).

L'étude microscopique a porté sur quatre lésions tout
à fait jeunes, constituées par un simple nodule dur, indolent et profondément enchâssé, se traduisant à sa surface par une très petite papule rougeâtre à peine visible.
Les trois premières pièces ont montré des ulcérations
presque identiques. La lésion débute par une ou plusieurs
glandes sudoripares groupées et s'étend ensuite de proche
en proche aux glandes les plus voisines, de façon cependant que les glomérules centraux sont les plus atteints.
Elle consiste en une infiltration de cellules embryonnaires
dans le tissu interstitiel du glomérule. L'épithélium des
tubes sécréteurs devient moins régulier, ses cellules se
multiplient, elles cessent de former un revêtement régulier à une seule couche et obstruent la lumière du tube ;
bientôt on ne distingue guère le canal sécréteur que par
la membrane propre qui résiste assez longtemps. Enfin
tout vestige de la glande normale disparaît et le glomérule
n'est plus représenté que par un amas dense de petites
cellules embryonnaires parmi lesquelles on distingue un
certain nombre de cellules d'aspect épithélioïde qui paraissent être produites par la multiplication des cellules
glandulaires. Sur chacun des nodules excisés et par l'exa-

men de la série des coupes on peut trouver tous ces différents stades.

Outre les lésions des glomérules sudoripares on trouve encore une infiltration leucocytique formant des grains autour des conduits excréteurs des glomérules enflammés et s'étendant du glomérule à l'épiderme et autour des vaisseaux sanguins de la région située entre les glandes altérées et la surface.

Dans ces trois fragments on trouve en dehors du centre des follicules pileux qui ne présentent aucune altération. Dans le quatrième fragment excisé on trouve au centre de la lésion un groupe de trois poils follets. Les follicules ne sont pas altérés, mais sur les trois glandes sébacées il en est deux qui sont nettement suppurées. L'étude attentive de la série des coupes permet de constater que cette inflammation des glandes sébacées n'est que secondaire ; elle est consécutive à l'inflammation d'un groupe de glandes sudoripares placées au-dessous d'elles et en contact intime avec elles. En effet les glandes sébacées sont bien remplies de pus mais leur paroi n'est altérée qu'en un point, celui où elles sont en contact avec un foyer inflammatoire situé au-dessous d'elles. Or ce foyer paraît plus ancien et il semble que ce soit lui qui s'est ouvert dans les glandes sébacées. La situation profonde de ce foyer, sa forme, permettent d'admettre qu'il est dû à une inflammation profonde des glandes sudoripares et, sur certaines coupes, on peut y trouver des amas et des boyaux cellulaires qui sont les vestiges du tube sécréteur. Dans le voisinage, on trouve, de même que dans les autres pièces, des glomérules sudoripares enflammés à un moindre degré et des gaines d'infiltration cellulaire autour des conduits sudoripares et des vaisseaux. Ainsi donc, dans ce cas, comme dans les autres, la maladie est constituée par une infiltration des glandes sudoripares, seulement cette inflammation, propagée aux glandes sébacées, aurait pu en imposer pour une acnée si l'étude attentive de la série des coupes n'avait permis d'établir la marche des phénomènes.

La recherche des microbes sur les coupes colorées par la méthode de Gram-Weigert ou de Lœffler est restée infructueuse.

Examen histologique des lésions présentées par le malade qui fait le sujet de l'observation VII (Tenneson et Leredde).

Une biopsie fut faite et enleva sur la face dorsale de l'index droit une tumeur tout à fait à son début, sans trace de suppuration. Fixation par sublimé acétique.

La couche cornée est très épaissie, formée de lamelles cohérentes. Sur la moitié de la préparation qui répond aux lésions dermiques les plus importantes, on trouve des cellules reconnaissables à un faible grossissement, semblables à celles que Unna décrit sous le nom de cellules œdémateuses. Près de la couche granuleuse seulement on trouve quelques cellules cornées pourvues à leur centre de noyaux colorables, plats, en bâtonnets.

La couche granuleuse est épaissie.

Le corps muqueux est également épaissi, sans que

l'on trouve de kariokinèse. Il n'existe pas de cellules migratrices dans l'épiderme. Dans le derme, on peut distinguer de droite à gauche deux lésions. La région droite présente en quelques points seulement des lésions de diapédèse très marquées autour des capillaires des papilles, et autour de quelques vaisseaux du réseau sous-papillaire. Ici les glandes sudoripares sont absolument normales. Dans la région profonde de cette zone on trouve sur les bords des coupes des cellules nombreuses en un point où existent également quelques glandes sudoripares ; elles infiltrent régulièrement la paroi d'une vésicule coupée suivant sa longueur.

Dans la région gauche des coupes, on trouve des lésions bien plus intenses ayant leur maximum non dans la région sous-épidermique du derme, mais dans la région profonde.

Les papilles disparaissent parfois, on y trouve ainsi que dans la couche sous-papillaire des foyers arrondis formés de cellules en contact, nettement limités autour des vaisseaux. Toutes les fentes lymphatiques sont élargies.

Plus profondément on trouve des lits cellulaires interposés aux faisceaux conjonctifs, qui tendent à s'atrophier.

Enfin on arrive à des nodules arrondis, au contact les uns des autres, séparés de la région moyenne du derme par une zone étroite, constituée de faisceaux connectifs nécrosés.

Ces nodules comprennent des cellules, qui ont, en général, les caractères de lymphocytes ou des cellules fixes à gros noyaux, le tout groupé sur un réticulum. Des vaisseaux sanguins s'y rencontrent en si grand nombre qu'une néoformation vasculaire paraît probable. Les glandes et les conduits sudoripares qui traversent la région ne sont pas altérés.

Ainsi formés, ces nodules ont, en somme, les caractères de granulums infectieux jeunes.

Entre les régions droites et gauches des coupes, on trouve une zone qui comprend des éléments cellulaires à noyaux mal colorés, serrés les uns sur les autres. Un vaisseau peut se reconnaître encore, on le trouve oblitéré par des cellules qui remplissent son calibre, tandis que ses couches périphériques sont infiltrées de cellules lymphatiques. De grosses veines dans cette région présentent un rétrécissement assez marqué de leur calibre ainsi qu'une infiltration très nette de leur tunique externe, une périphlébite évidente.

Examen histologique des lésions chez la malade qui fait le sujet de l'observation VIII (TENNÉSON et LEREDDE).

La biopsie fut faite au niveau du bord interne du pied, elle enleva une nodosité datant de deux jours environ. Fixation par le sublimé acétique, coloration par l'hématéine, la thionine phéniquée, etc.

Épiderme. — La région où la biopsie a été faite ne permet pas d'accorder une grande importance à l'épaississement de la couche cornée : la couche granuleuse, le corps de Malpighi sont normaux. Il n'y a pas de diapédèse intra-épidermique.

Derme. — Les lésions importantes, les altérations les

plus avancées occupent la profondeur et quoique la biopsie ait été faite très largement, elle ne les comprend pas tout entières. On peut conclure de là que le début se fait à l'union de l'hypoderme et du derme, dans la région des glandes sudoripares, et dans la couche adipeuse dont on retrouve les vésicules sur les coupes. De droite à gauche dans la région profonde qui nous occupe en ce moment nous pouvons distinguer trois régions.

Toute la moitié droite est occupée par un gros nodule entièrement caséifié ; à un faible grossissement on y distingue des vésicules adipeuses isolées les unes des autres, quelques rares vaisseaux altérés du reste, et des faisceaux conjonctifs nécrosés qui divisent la masse.

Plus loin on trouve, séparé du précédent par des tractus conjonctifs volumineux, un nodule arrondi plus petit, entièrement caséeux à son centre mais dont la périphérie est formée par des cellules nombreuses assez serrées.

Enfin on arrive à gauche sur une région qui paraît saine à un faible grossissement et où l'on distingue des glandes sudoripares et des vaisseaux :

1° Nous avons peu de remarques à faire sur cette dernière zone ; les glandes sudoripares dans la portion sécrétoire de leur tube excréteur sont saines ; les vaisseaux, artérioles, capillaires et veinules sont normaux ; ceux où l'on trouve du sang ne contiennent pas de leucocytes en nombre anormal ; autour d'eux il n'y a aucune trace d'irritation indiscutable : tout au plus pourrait-on relever la présence de cellules fixes en nombre un peu exagéré ?

2° La région centrale du nodule qui se trouve à droite de cette région est entièrement nécrosée, on ne trouve aucun élément du tissu préexistant, sauf une ou deux vésicules adipeuses qui permettent de reconnaître la région de la peau où s'est formé le nodule.

Vers la partie profonde des coupes on reconnaît quelques cellules, dont le noyau est à peine colorable, des corps ayant la forme et la dimension de globules rouges, mais ne fixant plus les couleurs acides, disséminées comme s'il s'était produit une hémorragie.

Les lésions de la zone périphérique de ce nodule sont particulièrement importantes : elles permettent de saisir le processus à un âge plus avancé. On constate la prolifération des cellules fixes : mais des noyaux nombreux déjà ne se colorent plus facilement ; puis, en certains points, des cellules nombreuses, qui ont le type des lymphocytes, beaucoup mieux conservées, beaucoup plus vivantes. Dans cette zone, on trouve enfin des vaisseaux, mais souvent difficiles à distinguer, car tous sont altérés, et certains d'une manière excessive.

Parfois le calibre est perméable mais rétréci, et les parois infiltrées de cellules ; en général, le vaisseau est oblitéré par des débris finement granuleux, sans doute de nature fibrineuse, les parois sont alors nécrosées et ne se reconnaissent qu'à la coloration un peu plus vive que celle du tissu voisin.

Un angle du nodule contient au milieu de cellules dont quelques-unes ont un protoplasma élargi un peu granuleux, cellules épithélioïdes, une cellule géante, ovalaire, possédant une double couronne de noyaux serrés les uns près des autres, dont le centre est très finement granuleux : on croirait voir un vaisseau thrombosé, mais la situation, ni les caractères de cette cellule géante, ne permettent d'émettre une hypothèse ferme sur son origine. A quelque distance, on trouve des noyaux agglomérés, formant des cellules géantes incomplètes, enfin on trouve la coupe d'un tube sudoripare excréteur tout à fait sain.

La masse caséeuse qui occupe la région droite et profonde des coupes présente exactement les mêmes lésions périphériques, on y trouve des lésions vasculaires à tous leurs stades ; il est peu facile d'en analyser le début qui est marqué par une infiltration de cellules autour du vaisseau, en couronne régulière et dans ses parois, parfois la présence de leucocytes sans doute arrêtés par la lumière. Mais l'oblitération est plus fréquente et toujours elle s'accompagne de nécrose ; dans les régions nécrosées en bloc du foyer on reconnaît encore des vaisseaux, à la teinte rosée que prennent les globules rouges par le carmin d'alun, et on distingue vaguement les fibres de la paroi vasculaire.

La région moyenne du derme est saine en quelques points, mais ailleurs elle est semée de cellules nombreuses (lymphocytes et cellules fixes), bien colorables du reste. Les vaisseaux sont généralement altérés, c'est autour d'eux que l'infiltration cellulaire est le plus considérable ; parfois, s'il s'agit d'artérioles, on voit les cellules endothéliales multipliées, tuméfiées, rétrécissant le calibre.

Deux petits nodules que l'on voit sur une coupe colorée par le réactif de Biondi sont tout à fait intéressants, on y trouve des artérioles en voie d'oblitération par la lésion de la tunique interne, et tout autour des leucocytes nombreux et des cellules fixes, reliées par un reticulum, dû sans doute à la dissociation des faisceaux conjonctifs périvasculaires.

Les lésions de la région ont peu d'importance ; les vaisseaux y sont un peu dilatés, les cellules périvasculaires un peu plus nombreuses que dans la peau normale, les papilles paraissent légèrement tuméfiées.

Communication à la Société française de dermatologie et de syphiligraphie le 10 décembre 1896, par M. HALLOPEAU et G. BUREAU. Examen anatomo-pathologique des lésions observées chez la malade qui fait le sujet de l'observation X.

Chez la malade atteinte de folliclis que nous avons présentée à la dernière séance de la société, nous avons prélevé, par biopsie, plusieurs petits nodules à différents stades de leur évolution. Ces petits fragments ont été fixés au sublimé acétique, montés à la paraffine, coupés en série et les coupes colorées par différentes méthodes et principalement par la thionine phéniquée et l'hématéine-éosine.

Premier fragment. — Petit nodule intradermique, tout à fait récent, à peine perceptible à la vue, prélevé au niveau du bord cubital de la main.

En parcourant, à un faible grossissement, l'examen des différentes coupes, on voit qu'il existe toute une zone correspondant au nodule où la préparation est beaucoup plus fortement colorée. A un plus fort grossisssement, on se rend compte qu'en ce point, il y a une néoformation considérable de cellules conjonctives ; on aperçoit aussi quelques lymphocytes, mais peu nombreux ; ce qui domine surtout c'est la prolifération des cellules conjonctives. Les vaisseaux, au niveau du réseau profond, du réseau sous-papillaire et des rameaux communicants, sont entourés d'un manchon de leucocytes.

Dans la profondeur, on aperçoit la coupe des glomérules sudoripares qui paraissent absolument sains. Les légères lésions qui existent à ce niveau ont pour siège le tissu interstitiel et principalement les vaisseaux qui entourent les pelotons glandulaires. Mais les cellules des tubes sécréteurs ne sont nullement altérés.

Sur certaines coupes, on voit un canal excréteur de glande sudoripare, accompagné de ses deux vaisseaux latéraux ; le tube excréteur est sain, les vaisseaux sont entourés de lymphocytes.

L'épiderme est normal.

En résumé, à ce stade, la lésion est caractérisée par une prolifération des cellules conjonctives du derme avec manchon embryonnaire périvasculaire.

Les glandes sudoripares sont indemnes.

Deuxième fragment. — Nodule plus volumineux, présentant une vésicule à son sommet, enlevé au niveau de la face latérale d'un doigt.

Sur les coupes de ce nodule, à un faible grossissement, on distingue facilement trois zones : un soulèvement épidermique, au-dessous une zone ne se colorant ou se colorant mal et profondément des sortes de nodules dans la région des glandes sudoripares.

Au niveau de la vésicule, l'épiderme est soulevé en entier ; par places, quelques rares cellules de la couche profonde du réseau de Malpighi restent adhérentes au sommet des papilles, mais leur noyau ne se colore plus ; sur les côtés de la vésicule on aperçoit, mais en bien petit nombre, des cellules épidermiques présentant l'altération cavitaire ; cette vésicule paraît donc être formée, comme les phlyctènes, par soulèvement entier de l'épiderme sans altération cavitaire préalable des cellules malpighiennes.

Au-dessous se trouve toute une zone de nécrose, où il est impossible de trouver un seul noyau cellulaire coloré, puis de l'œdème, et enfin, dans la profondeur, des nodules.

Ces nodules siègent dans la région des glandes sudoripares, mais ils ne paraissent nullement s'être formés à leurs dépens. Ils sont constitués par une agglomération de cellules plasmatiques et de cellules à protoplasma granuleux et à noyaux volumineux, cellules épithélioïdes ; au milieu de ces nodules, on aperçoit des vaisseaux en général assez profondément altérés et même, au centre d'un de ces nodules, se trouve un nerf. Les glandes sudoripares qui se trouvent dans le voisinage sont plus lésées ; les cellules des tubes sécréteurs sont saines ; on en trouve cependant quelques-unes dont le noyau est en voie de kariokinèse : à ce niveau, la lésion prédomine autour des vaisseaux qui sont entourés de lymphocytes. Près d'un de ces glomérules se trouve une grosse veine atteinte d'une inflammation de sa tunique interne.

Troisième fragment. — Nodule dont la croûtelle vient de tomber, pris au niveau du coude.

Les lésions de ce fragment rappellent tout à fait celles du précédent. A la place de la vésicule se trouve une ulcération contenant quelques globules sanguins et dont la partie profonde est formée par un fin réseau fibrillaire.

A la périphérie, il y a prolifération de l'épithélium, on voit que c'est une perte de substance en voie de cicatrisation. Tout à fait dans la profondeur du derme, on retrouve les mêmes nodules que précédemment, quoique moins volumineux ; on aperçoit encore, au centre d'un de ces nodules, un nerf qui est coupé longitudinalement.

Dans aucune de nos coupes nous n'avons pu trouver de cellules géantes : la recherche des bacilles de Koch a été faite aussi sans résultat sur plusieurs d'entre elles.

Dans les deux premiers fragments, nous n'avons rencontré ni follicule pileux, ni glandes sébacées ; dans le troisième, nous avons trouvé un follicule pilo-sébacé siégeant près de la lésion, mais parfaitement sain.

Communication à la Société française de dermatologie et de syphiligraphie le 10 février 1897, par M. HALLOPEAU et G. BUREAU. Examen bactériologique et anatomo-pathologique des lésions observées chez le malade qui fait le sujet de l'observation XIX.

Examen bactériologique. — Le pus de ces pustulettes, ensemencé à deux reprises différentes dans du bouillon et sur agar, n'a donné lieu à aucune culture.

De même, nous avons tenté par deux fois, sans résultat, l'auto-inoculation de ces lésions, la première fois au moyen d'une piqûre faite au bras avec une lancette chargée du pus de l'un de ces éléments, la deuxième fois en portant ce pus au niveau d'une petite phlyctène que nous avions préalablement déterminée par une légère brûlure.

Examen anatomo-pathologique. — Nous avons pratiqué deux biopsies chez ce malade : l'une, comprenant un petit élément surmonté de la pustulette centrale, a été prélevée sur la partie latérale de l'abdomen ; l'autre a été faite au niveau de la plaque qui existait sur l'avant-bras gauche. Une partie de cette dernière a été inoculée à un cobaye ; mais il s'est écoulé trop peu de temps depuis, pour que nous puissions en donner le résultat.

Ces pièces ont été fixées au sublimé acétique, montées à la paraffine et coupées en séries. Les coupes ont été traitées par différentes méthodes, notamment par le picro-carmin, l'hématéine-éosine et la thionine phéniquée. Sur un très grand nombre d'entre elles nous avons pratiqué la recherche du bacille de Koch, mais sans succès.

Premier fragment. — L'examen des différentes coupes de cette pièce montre d'une façon évidente que la lésion s'est développée aux dépens d'un follicule pilo-sébacé dont elle reproduit exactement la forme. Profondément, elle s'étend un peu vers les glandes sudoripares en suivant le trajet des vaisseaux, mais les glandes sudoripares par elles-mêmes sont normales. La lésion consiste en un véritable petit abcès intra-folliculaire et intra-glandulaire ; au centre, elle s'infiltre profondément au niveau du follicule pileux dont on retrouve néanmoins encore quelques traces. Latéralement et plus superficiellement elle a à peu près complètement détruit les glandes sébacées dont on voit cependant encore quelques vestiges à la périphérie sous forme de cellules glandulaires altérées et surtout dont on reconnaît le siège par la présence des fibres du muscle tenseur du poil qui sous-tendait cette glande et qui maintenant sous-tend cette infiltration. Au centre de cette infiltration, existe une cavité contenant une grande quantité de leucocytes polynucléaires ; l'infiltration elle-même est formée par des leucocytes et des cellules plus volumineuses à gros noyaux ; enfin on constate, surtout à la périphérie, un grand nombre de cellules géantes, très caractéristiques. Dans une autre des coupes, on constate une infiltration périvasculaire abondante.

Deuxième fragment. — Sur cette pièce les lésions sont à un stade plus avancé. On y trouve deux nodules différents comme siège, comme forme et comme structure.

L'un de ces nodules, beaucoup plus petit, plus superficiel, semble formé aux dépens d'une glande sébacée à laquelle était annexé un poil atrophié, dont on ne voit plus que quelques débris. Ce nodule offre l'aspect typique d'un nodule tuberculeux ; la partie centrale est caséifiée ; autour on voit plusieurs cellules géantes très caractéristiques, puis une zone de cellules épithélioïdes, et enfin, plus en dehors, une infiltration embryonnaire.

L'autre nodule ressemble tout à fait à celui de notre première biopsie, si ce n'est que la lésion est à un stade beaucoup plus avancé ; comme lui, il s'est développé aux dépens d'un follicule pilo-sébacé, dont il rappelle absolument la forme. Profondément, on trouve un tissu en train de s'organiser, mais présentant cependant encore un grand nombre de cellules géantes très typiques ; au-dessus de cette infiltration, existe une dépression de l'épiderme, une sorte d'utricule tapissée de cellules épidermiques sur toute sa paroi qui semble correspondre à la dépression cupuliforme des cicatrices que laissent ces éléments.

En résumé, les lésions que nous avons étudiées chez ce malade sont surtout développées aux dépens des follicules pileux et des glandes sébacées, ce que du reste révélait déjà l'examen objectif de ces éléments. Toutefois, les glandes sébacées ne sont pas le siège exclusif de cette éruption, car, ainsi que nous l'avons signalé dans l'observation, il existe aussi des nodules à la plante du pied.

Bien que la présence des cellules géantes ne soit pas exclusif aux lésions tuberculeuses, et que, d'autre part, nous n'ayons pu, comme nous l'avions prévu, déceler dans les lésions la présence de bacilles de la tuberculose, il nous semble cependant important d'insister sur le grand nombre de cellules géantes rencontrées dans ces lésions et aussi sur leur constitution suivant le type du nodule tuberculeux.

Examen bactériologique, histologique et expérimental d'une des lésions présentées par la malade de l'observation XXIII, par M. le Dr Veillon, chef de Clinique de M. Brocq (Thèse, Beauprez).

Un élément typique siégeait à la face externe de la jambe droite. Cet élément entier fut enlevé par biopsie et coupé en 2 morceaux égaux de la grosseur d'un petit pois.

Un de ces morceaux a été inoculé aseptiquement sous la peau d'un cobaye. La plaie cutanée de l'animal a guéri par première intention et le fragment s'est enkysté dans le tissu cellulaire sous-cutané où on le sentait encore un mois après l'inoculation. Peu à peu, il s'est résorbé et trois mois après l'insertion on n'en sentait aucune trace. Les ganglions de la région n'ont point grossi et n'ont montré cliniquement aucune lésion. L'état général du cobaye a toujours été excellent et le poids a toujours augmenté.

L'autre fragment a été fixé dans l'alcool, durci et inclus dans la paraffine. Les coupes en séries ont été colorées par l'hématéine et l'éosine, par le pricro-carmin, par la thionine.

Sur une coupe à peu près perpendiculaire à la surface cutanée, on voit l'épiderme, le derme et une partie du tissu cellulaire sous-cutané.

L'épiderme, dans ses différentes couches, ne présente pas de lésions notables, sauf l'existence de quelques cellules migratrices disséminées. L'éléidine paraît normale sauf au point très limité où elle manque.

Le derme, au contraire, présente de nombreuses lésions. D'une façon générale, il est épaissi et chacune de ses parties constituantes a été plus ou moins touchée par la maladie. La couche papillaire est infiltrée de petites cellules rondes, non pas d'une façon diffuse, mais par petits amas. En regardant avec soin on voit que ces amas cellulaires sont surtout situés autour des vaisseaux dont certains sont entourés de véritables manchons. Dans toute l'épaisseur du derme, les vaisseaux sanguins sont dilatés, leurs parois sont épaissies, et beaucoup, comme nous l'avons dit, sont entourés d'une infiltration cellulaire. Quelques capillaires sont thrombosés, les fentes lympha-

tiques sont dilatées et sont le siège d'une infiltration cellulaire périvasculaire. Les organes annexés à la peau, follicules pileux et glandes sudoripares, sont principalement le
siège d'une violente inflammation. Toutes les glandes
sudoripares présentent des lésions, mais quelques-unes sont
plus malades.

Les canaux de la glande sont en général sains. Chez
quelques-uns l'épithélium paraît gonflé et le noyau des
cellules se colore moins bien, mais tout autour de la
glande on voit un grand nombre de cellules rondes à gros
noyaux prenant vivement l'hématéine, tassées les unes
contre les autres. Non seulement elles enterrent la glande,
mais encore, elles pénètrent entre les canaux, les dis-
socient et les compriment. Ces cellules rondes ont les caractères des lymphocytes.

Les capillaires autour de ces glandes sont nombreux,
quelques-uns sont thrombosés, le tissu cellulaire se colore
moins bien, il paraît nécrosé par places.

Un follicule pileux est de même entouré d'un amas
cellulaire ayant absolument les mêmes caractères.

Sur les limites du derme et de l'hypoderme, on voit
encore de petits nodules inflammatoires situés autour des
vaisseaux.

En résumé, l'épiderme est peu ou point touché, le
derme, épaissi, contient des nodules inflammatoires.

Les petits nodules entourent les vaisseaux, mais ce
sont les glandes sudoripares et les follicules pileux qui
sont le siège des gros nodules.

Nulle part nous n'avons vu de cellules géantes. Les
coupes traitées par la coloration à la thionine ou par la

méthode de Gram ont montré qu'il n'y avait pas de microbes colorables. Les lésions sont donc constituées par des nodules inflammatoires d'une nature indéterminée, car l'inoculation a montré qu'ils ne contenaient pas de bacilles de la tuberculose, et d'autre part, il n'a pas été possible d'y découvrir de formes microbiennes.

Examen anatomo-pathologique des cas que nous avons observés.

Tuberculides. — Observation II.

Les lésions paraissent avoir pour foyers principaux la membrane externe des petits vaisseaux et des glomérules des glandes sudoripares. Nous décrirons l'état de la peau en partant de l'épiderme.

La couche cornée est d'une épaisseur variable ; elle paraît toutefois amincie vers le milieu des coupes et des fragments assez volumineux qui sont en train de s'en détacher montrent qu'il devait y avoir une desquamation assez active.

Lorsqu'on s'éloigne du centre de la préparation, c'est-à-dire lorsqu'on se rapproche des parties saines, on trouve l'épiderme plus dense et plus épais.

Dans quelques points, il y a des enfoncements comme ceux de l'orifice d'un conduit sébacé.

Au-dessus de la partie cornée de l'épiderme nous trouvons le corps muqueux de Malpighi, dans lequel un assez grand nombre de cellules sont en voie de division indirecte. Vers le centre de la préparation les cellules sont assez fortement tassées les unes contre les autres. Dans un point nous pouvons suivre le trajet d'un conduit sudoripare à travers l'épiderme. Il ne nous a pas paru présenter des altérations notables.

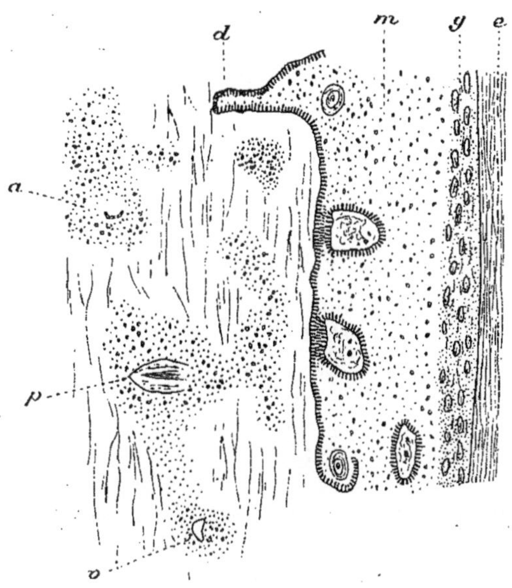

Fig. 2. — Vue d'ensemble d'une coupe a faible grossissement.
(Obj. 2/oc. 3 koristka).

e, épiderme corné un peu aminci ; *g*, zone des cellules granuleuses : *m*, corps muqueux de Malpighi ; *d*, derme où l'on voit des nodules d'infiltration inflammatoire ; *a*, cellule géante probable ; *p*, poil altéré au milieu d'un foyer : *v*, vaisseau avec sa couronne de cellules inflammatoires.

Derme. — Au-dessus du corps muqueux de Malpighi nous trouvons le derme avec ses papilles. Ce derme est traversé par de nombreuses traînées de cellules rondes ou fusiformes situées le long des vaisseaux.

Ces traînées prennent en divers points, mais surtout au niveau des glomérules sudoripares, la forme des amas plus ou moins irréguliers et dans deux de ces amas nous distinguons une cellule géante.

Les principaux de ces amas infiltrent les glomérules des glandes sudoripares qui dans certains points sont à peine reconnaissables.

Autour des cellules géantes que nous avons signalées se trouvent des cellules assez petites, rondes ou fusiformes et pas de cellules épithélioïdes. Malgré l'absence de ce caractère nous pensons néanmoins qu'il s'agit d'une lésion

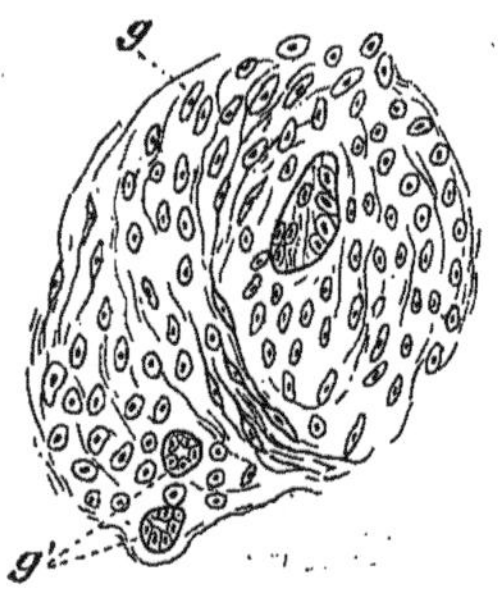

FIG. 3. — POINT A DE LA PRÉPARATION PRÉCÉDENTE.
(Obj. 8/oc. 3 koristka.)
gg' cellules géantes assez nettes.

tuberculeuse, vu la netteté de la forme et la disposition de la couronne des noyaux. Nous signalerons aussi le très petit volume d'une partie des noyaux disposés autour de la cellule géante.

Les cellules géantes ont été constatées dans une seule préparation au carmin aluné.

Nous avons examiné sérieusement un grand nombre de préparations (pic. doub. et thionine) ; c'est seulement dans les préparations colorées par la thionine que nous avons pu retrouver les figures ressemblant à des cellules géantes, soit parfaites, soit en voie de formation. Mais la préparation au carmin aluné nous a paru si démonstrative, que nous n'hésitons pas à considérer l'existence de cellules géantes comme bien démontrée.

Les lésions constatées jusqu'à présent se bornent donc à un amincissement de l'épiderme et à une prolifération périvasculaire abondante. Le reste du tissu fibreux constituant le derme est peu altéré.

Il nous reste à décrire l'état des glandes.

Les conduits des glandes sudoripares nous semblent peu altérés. Leur glomérule au contraire est perdu dans

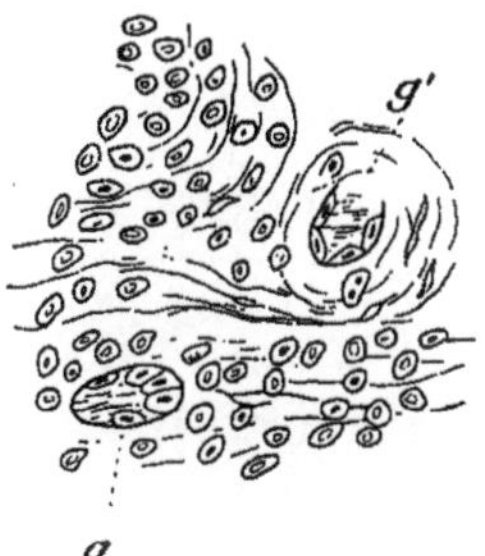

Fig. 4. — Autre point d'une préparation. (Obj. 8/oc. 3 koristka).
g g' cellules géantes en voie de formation.

un amas de cellules embryonnaires qui, peut-être, sont situées le long des capillaires si nombreux, qui, comme on le sait, forment un véritable réseau autour du glomérule. On rencontre quelques poils munis ou non de leur glande sébacée. Le follicule paraît peu altéré, mais on peut constater une certaine infiltration autour de lui.

Peut-être est-ce encore là une infiltration périvasculaire.

En résumé : foyers embryonnaires plus ou moins

étendus disposés principalement en amas le long des vaisseaux sanguins, infiltration embryonnaire des glomérules sudoripares et lésions plus ou moins avancées de l'épiderme.

(En un point d'une préparation au picro-carmin on trouve une phlyctène en voie de développement). Un seul point dans les nombreuses préparations qui ont été faites est bien caractéristique d'une lésion tuberculeuse. C'est

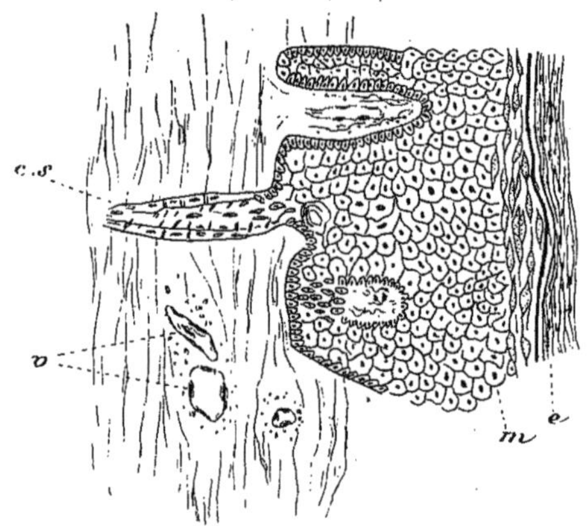

FIG. 5. — POINT DE L'ÉPIDERME OU L'ON VOIT ARRIVER UN CONDUIT SUDORIPARE (Obj. 5/oc. 3 koristka).

e, épiderme ; *m*, corps muqueux ; *v*, vaisseaux ; *c, s*, conduit sudoripare paraissant normal.

celui où l'on trouve une cellule géante parfaitement développée et une autre cellule géante en voie de développement.

Si l'on jette un coup d'œil général sur les différentes études histologiques qui ont été faites de la lésion, on remarquera que l'accord n'est pas unanime pour placer le siège de la lésion au niveau d'un même élément anatomique. Parfois les lésions semblent développées aux

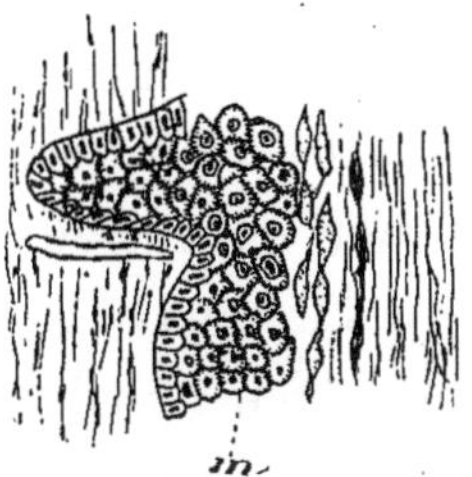

FIG. 6. — POINT OU L'ON DISTINGUE DES LÉSIONS D'IRRITATION AU NIVEAU
DU CORPS MUQUEUX DE MALPIGHI.

m, irritation manifeste au niveau du corps de Malpighi.

dépens des éléments glandulaires, glandes sudoripares ;
d'autres fois, au contraire, elles paraissent naître dans les

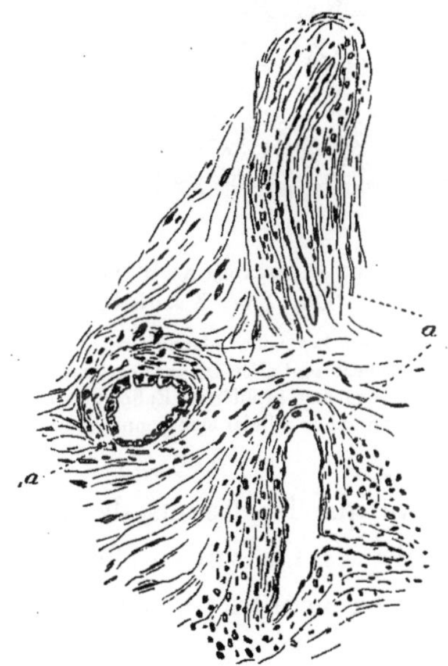

FIG. 7. — LÉSIONS DES VAISSEAUX DU DERME (Obj. 8/oc. 3 koristka).
L'endothélium semble gonflé et autour de chaque vaisseau il existe un manchon de
cellules embryonnaires qui sont rondes ou fusiformes.
Sur un vaisseau coupé en travers l'endothélium paraît tout particulièrement gonflé
et irrité.

follicules pileux. Le point sur lequel s'accordent tous les examens histologiques est l'infiltration périvasculaire par des cellules embryonnaires. Ces recherches histologiques n'ont point permis non plus d'affirmer la relation qui semble exister entre ces lésions et la tuberculose.

A vrai dire, on a bien signalé des éléments offrant l'aspect et la disposition des cellules géantes, ou des cellules épithélioïdes ; mais ce ne sont point là des raisons suffi-

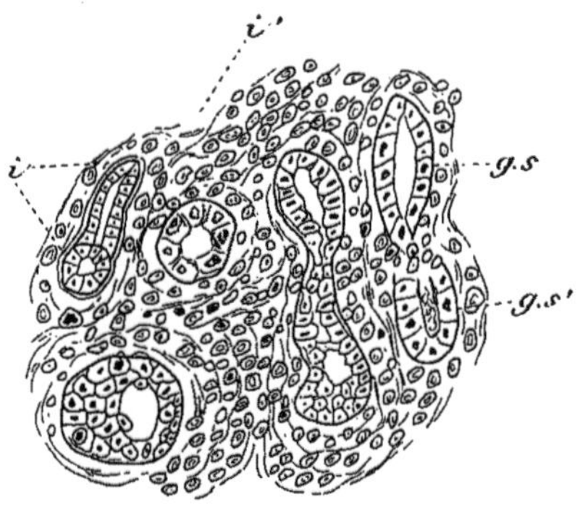

Fig. 8. — Peloton glomérulaire d'une glande sudoripare.
(Obj. 8/oc. 3 koristka).

Les lésions sont très accusées. Les canaux glandulaires sont un peu dilatés. *g*, *s*, *g'*, *s'*. Les cellules de revêtement sont altérées, dans certains points elles sont desquamées, granuleuses et semblent proliférées. Enfin, tout autour, le tissu conjonctif est envahi par une infinité de cellules embryonnaires néoformées, *i*, *i'*.

santes pour dire que les lésions de la folliclis sont des lésions tuberculeuses. On sait en effet aujourd'hui que la cellule géante se rencontre en dehors des lésions de la tuberculose.

Les recherches bactériologiques poursuivies pour élucider ce problème n'ont pas non plus permis d'arriver à une solution satisfaisante. Elles sont toujours demeurées négatives, aussi bien au point de vue de la coloration des germes dans les coupes que des tentatives d'inoculation aux animaux.

Voici à ce propos les quelques recherches que nous avons tentées.

Examen bactériologique. — N'ayant eu à notre disposition qu'un fragment très minime de peau utilisé pour l'examen histologique, il ne nous a pas été possible de faire la recherche microscopique du bacille de Koch dans les lésions mêmes.

Le 25 mars 1898, nous avons ensemencé des milieux de culture variés avec du pus provenant de la première malade (Obs. I).

1ʳᵉ *série.* — Abcès gros comme un grain de chènevis situé sur le dos d'un doigt de la main gauche. On l'incise et on ensemence deux tubes de chacun des milieux suivants :

<table>
<tr><td>Agar.</td><td>Bouillon.</td></tr>
<tr><td>Sérum.</td><td>Gélatine.</td></tr>
</table>

2ᵉ *série.* — Abcès de la matrice unguéale du pouce droit.

On l'incise et on ensemence largement avec le pus assez abondant deux tubes de chacun des milieux suivants :

<table>
<tr><td>Agar.</td><td>Bouillon.</td></tr>
<tr><td>Sérum.</td><td>Gélatine.</td></tr>
</table>

Résultats. — 24 heures après, le 26 mars, nous voyons que les cultures se sont développées sur les divers milieux. Elles sont surtout nombreuses sur le sérum et la gélatine.

Le 28 mars, nous pratiquons l'examen microscopique de ces colonies. Elles sont faites de staphylocoques dorés purs.

Nous avons, en outre, tenté des inoculations sur les animaux. Voici les résultats que nous avons obtenus :

Le 7 juin, nous inoculons des cochons d'Inde avec la pulpe des lésions empruntées toujours au même sujet (Obs. I).

La peau lavée et rendue aseptique, nous détachons la croûtelle qui recouvre deux tuberculides en voie d'évolution. Nous faisons sortir une goutte de pus que nous enlevons avec un tampon stérile, nous grattons la paroi de l'abcès. Les tissus sont mous, friables, pulpeux ; la lésion s'enfonce assez loin dans le derme. Après ce grattage, on se trouve en présence d'une cavité rappelant, en petit, une gomme de la peau.

La matière fournie par cette opération est diluée dans 4 centimètres cubes d'eau distillée et on l'injecte à 4 cobayes de 500 grammes chacun :

1° 2 cobayes déjà tuberculeux reçoivent chacun, à la face interne de la cuisse, 1 centimètre cube de l'émulsion ;

2° 2 cobayes sains et témoins reçoivent, au même endroit, une dose égale de l'émulsion.

Le 15 juin, nous relevons, au lieu d'inoculation, chez nos animaux des deux séries, une lésion qui rappelle assez le chancre tuberculeux. Mais cette lésion n'a qu'une durée éphémère, et se cicatrise en quelques jours.

Chez les cobayes sains, il n'y eut, dans la suite, aucun autre accident ; ils sont aujourd'hui en bonne santé.

Chez ceux que nous avions tuberculisés préalablement,

nous avons vu évoluer cette tuberculose, sans qu'elle fut, le moins du monde, influencée par notre tentative d'inoculation faite avec les matières venant des tuberculides.

En résumé, nos expériences ont été complètement négatives.

PATHOGÉNIE

La pathogénie des tuberculides et de la folliclis en particulier n'est point encore élucidée.

Il ne semble pas qu'il faille placer cette dermatose sous la dépendance de germes vulgaires. Bien que la maladie ait des allures nettement infectieuses, on n'a jamais pu, d'une façon certaine, déceler dans les lésions la présence de microbes : cocci, streptocoques, staphylocoques, causes ordinaires de la suppuration.

Néanmoins on s'accorde à dire que la folliclis est une maladie infectieuse, et comme au début le siège initial des lésions est dans la profondeur des tissus, on a pensé que l'agent infectieux venait par l'apport de la circulation dans les vaisseaux du derme et y causait les lésions que nous constatons. Hallopeau, Bœck, Darier et les autres ont soutenu cette idée. La prédominance des lésions au niveau des vaisseaux, comme le montre l'examen histologique des coupes, semble le confirmer.

Mais quel est cet agent infectieux ?

Très probablement le bacille de la tuberculose, car tous les malades porteurs de ces lésions sont des tuberculeux ou des candidats à la tuberculose. Ils présentent pour la plupart des gommes, des écrouelles, des adénopathies ; ce sont des strumeux, des lymphatiques ; ils ont des anté-cédents héréditaires tuberculeux, et souvent des lésions viscérales tuberculeuses.

Malheureusement cette relation si étroitement affirmée par la clinique entre la folliclis et la tuberculose n'a point eu la démonstration nécessaire de l'anatomie pathologi-que et de la bactériologie. Jamais on n'a trouvé de bacilles de Koch dans les lésions de la folliclis et toujours les tentatives d'inoculation aux animaux sont restées négatives.

C'est alors qu'on a invoqué l'action d'une toxinè tuberculeuse sécrétée en un point quelconque de l'économie par le bacille et diffusant dans l'économie par l'intermé-diaire du torrent circulatoire sanguin ou lymphatique.

Pour ingénieuse qu'est cette idée, elle n'est cependant qu'une hypothèse, car la présence de la toxine tubercu-leuse circulant dans le sang ou la lymphe et engendrant ces éruptions dites tuberculides, n'a pas encore été dé-montrée d'une façon péremptoire.

Toute aussi admissible serait l'idée qui veut que des lésions sans être d'essence tuberculeuse se développe-raient toujours exclusivement sur un terrain préparé par l'infection bacillaire.

Ces tuberculides seraient en un mot des lésions para-tuberculeuses analogues à ces lésions qui se développent à propos de la syphilis sans être elles-mêmes syphilitiques, et que le Pr Fournier a si bien nommées parasyphiliti-ques.

CONCLUSIONS

———

I. — La folliclis entre dans la classe des tuberculides ;
il faut la séparer des folliculites.

II. — Sans être rare, elle n'est pas très fréquente. Sa
marche est chronique.

Elle se fait par poussées successives.

III. — Les recherches histologiques montrent que les
lésions se font surtout au niveau des vaisseaux. Si elles
paraissent naître au niveau des éléments pilo-sébacés ou
des glandes sudoripares, c'est peut-être au niveau de la
paroi des vaisseaux qui accompagnent ces éléments ana-
tomiques.

IV. — Nous ne connaissons pas encore sa pathogénie.

La clinique montre qu'elle évolue surtout sur les ter-
rains tuberculeux.

V. — Jamais on n'a trouvé de bacilles tuberculeux
dans ces lésions.

VI. — Les foyers des cellules embryonnaires que l'on
trouve dans les préparations ne représentent pas exactement des nodules tuberculeux. La présence de cellules

géantes ne suffit pas pour identifier ces deux processus pathologiques.

VII. — Le pus ou la matière fongueuse prélevés au niveau des lésions n'ont pas donné de résultat positif en culture. De même l'inoculation aux animaux est restée sans résultat.

VIII. — On a voulu expliquer ces éruptions par une toxine tuberculeuse qui, émanée d'un foyer viscéral ou ganglionnaire, arriverait à la peau par la voie sanguine ou lymphatique. Mais ceci n'est qu'une hypothèse, l'existence de cette toxine n'est pas démontrée.

On pourrait tout aussi bien dire, sans préjuger de la cause de ces lésions dites tuberculides, qu'il leur faut pour évoluer un terrain préparé par l'infection bacillaire, et qu'elles sont peut-être seulement des lésions para-tuberculeuses.

IX. — Quoi qu'il en advienne de ces deux hypothèses sur l'origine de la folliclis, on est en droit, dans l'état actuel de nos connaissances sur cette maladie, d'en rapprocher toute une série d'affections de la peau, qui semblent naître d'une cause analogue et présentent une évolution à peu près identique ; ce sont l'acnitis (?), le lichen des scrofuleux, certaines folliculites, etc... Ces diverses maladies formeraient un groupe assez naturel : celui des tuberculides.

INDEX BIBLIOGRAPHIQUE

Brocq. — Traitement des maladies de la peau.

Barthélemy. — Mémoire sur l'acnitis. *Annales de dermatologie,* 1891.

Bronson. — Acne varioliformis of thie extremities. *Journal of cutaneous and gen. ur. diseases,* 1891.

Politzer. — Hydradenitis destruens suppurative. *Monatsch. für prak. dermatologie,* 1892.

Dubreuilh. — Hydrosadénite suppurative disséminée. *Annnales de dermatologie,* 1892.

— *Archives de médecine expérimentale,* 1893.

Unna. — Spiradénite disséminée suppurative. *Die histo. Path. des Haut.,* 1894.

Tenneson, Leredde et Martinet. — Sur un granulome innominé. *Annales de dermatologie,* 1896.

Hallopeau. — *Congrès de Londres.* Compte rendu sur les rapports de la tuberculose avec les maladies de la peau. *Annales de dermatologie,* 1896.

Adolphe Spiegel. — *Monatsch. für prak. dermatologie,* 1896.

Boeck. — Les exanthèmes de la tuberculose. *Archiv. für dermatologie,* 1898.

— *Annales de dermatologie,* 1890-1898. Compte rendu

des séances de la *Société française de dermatologie et de syphiligraphie*. Communications et présentations de malades.

Meineau. — Sur les tuberculides. In *Journal des maladies cutanées et syphilitiques*, n° 4, 1898.

H. Malherbe. — In *Presse médicale*, 22 octobre 1898.

Beauprez. — *Thèse*, Paris, 1898. La folliclis.

CHARTRES. — IMPRIMERIE DURAND, RUE FULBERT.